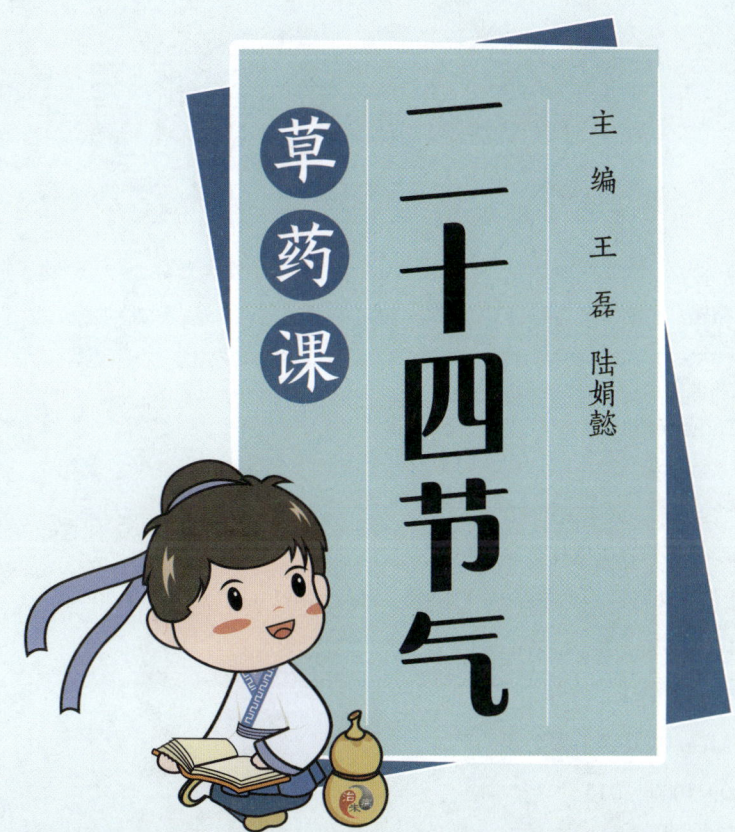

二十四节气草药课

主编 王磊 陆娟懿

上海科技教育出版社

图书在版编目（CIP）数据

二十四节气草药课 / 王 磊，陆娟懿主编 . -- 上海：
上海科技教育出版社，2025.8. -- ISBN 978-7-5428-8424-4

I. R28-49

中国国家版本馆CIP数据核字第2025MC8964号

责任编辑　蔡　婷
封面设计　王徽杰

二十四节气草药课
Ershisi Jieqi Caoyao Ke
主编　王　磊　陆娟懿

出版发行	上海科技教育出版社有限公司
	（上海市闵行区号景路159弄A座8楼　邮政编码201101）
网　　址	www.sste.com　www.ewen.co
经　　销	各地新华书店
印　　刷	上海昌鑫龙印务有限公司
开　　本	720×1000　1/16
印　　张	8.75
版　　次	2025年8月第1版
印　　次	2025年8月第1次印刷
书　　号	ISBN 978-7-5428-8424-4/R·500
定　　价	58.00元

编委会名单

主　编

王　磊　陆娟懿

副主编

马恰怡　朱　吉

编　者

李　晖　封雨倩　赵　宇　居忆雯　丁　多

前言

在中华传统文化的璀璨星空中，中医药学宛如一颗耀眼的明珠，历经数千年岁月的洗礼，依旧散发着独特而迷人的光芒。它以阴阳五行学说为基，气血经络为络，探索人体奥秘，望闻问切，洞悉病症隐微；中药针灸，调和身心乾坤，依循四季轮替，颐养生命。它不仅是一门治病救人的医学科学，更是一部蕴含着深邃哲学思想、丰富人文精神与自然智慧的百科全书。

本书以二十四节气为脉络，探寻中药宝藏，通过辛夷、女贞子、蒲公英、川贝母、金银花、槐米、紫苏叶、薄荷、藿香、枸杞子、连翘、佩兰、荷叶、香薷、柴胡、佛手、花椒、八角茴香、板蓝根、黄芪、白术、人参、黄精、灵芝二十四节气草药课，从中药的生长分布、形态特征、炮制方式，到性味功效、养生小食谱以及对应的节气知识，为读者全方位地呈现中药与节气之间千丝万缕的联系。同时，在每一堂课中，还穿插介绍了与该节气中药相关历史典故、民间传说、诗词歌赋以及传统习俗，让读者在轻松愉悦的阅读氛围中，感受中华传统文化的博大精深与丰富多彩。

值得一提的是，本书"探今"章节的插画与故事，皆取材于长宁区"健康好声音"之"中医药文化校园行系列活动"——中学中医主题绘画与征文比赛中的优秀作品。学生们以天马行空的想象力和对中医药文化的理解，描绘心中节气与草药的独特景象，勾勒了充满生机与活力的中医药文化世界。这不仅为本书增添了一抹清新与活力，更是青少年群体对中医药文化传承与创新的有力见证。

我们衷心期望，本书能够成为广大读者开启中医药世界的钥匙，在阅读中感受和汲取中医药文化的丰富营养，从而激发更多读者，尤其是年轻一代对中医药文化的学习兴趣与探索欲望，让中医药的种子在他们心中生根发芽，茁壮成长。

编者
2025 年 3 月

目录

春

立春	辛夷	/ 08
雨水	女贞子	/ 14
惊蛰	蒲公英	/ 18
春分	川贝母	/ 23
清明	金银花	/ 29
谷雨	槐米	/ 34

夏

立夏	紫苏叶	/ 39
小满	薄荷	/ 46
芒种	藿香	/ 52
夏至	枸杞子	/ 56
小暑	连翘	/ 62
大暑	佩兰	/ 68

秋

立秋	荷叶	/ 73
处暑	香薷	/ 79
白露	柴胡	/ 84
秋分	佛手	/ 88
寒露	花椒	/ 94
霜降	八角茴香	/ 100

冬

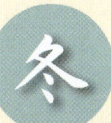

立冬	板蓝根	/ 107
小雪	黄芪	/ 112
大雪	白术	/ 116
冬至	人参	/ 122
小寒	黄精	/ 127
大寒	灵芝	/ 133

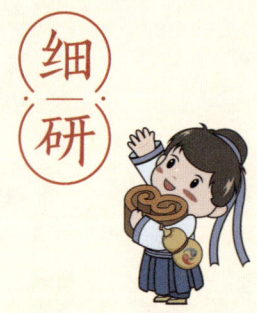

细研

辛夷

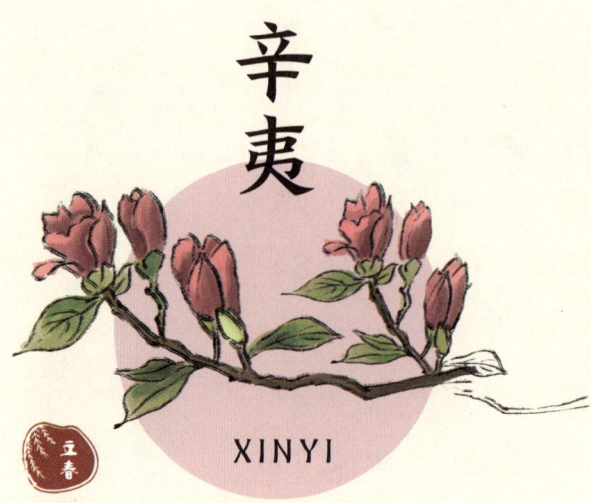

XINYI

立春

早春二月，乍暖还寒，万物刚脱离冬日的萧瑟，慢慢复苏。早春的使者——辛夷，在这个时候开始慢慢绽放。一颗颗长半寸，重重有青黄茸毛顺铺，如画笔一般直指天际的花苞，站立于枝头。待到繁花竞放之时，又如天边的早霞。就如唐朝诗人欧阳炯的诗中所写"含锋新吐嫩红芽，势欲书空映早霞。应是玉皇曾掷笔，落来地上长成花。"

辛夷的名字如李时珍在《本草纲目》中所言："夷者，荑也。其苞初生如荑而味辛也。"其中，荑指的是花苞的形状，而辛指的是花朵的性味。又因为辛夷的花苞如笔，故也被成为木笔花。

辛夷花属于木兰科，是一种落叶乔木。从形态特征上看，辛夷花的花蕾呈长卵形，类似毛笔头，长度为1.2~2.5cm，直径为0.8~1.5cm。辛夷花一般先开花后长叶，或是花叶同时开放，长于小枝的顶端。花瓣颜色外紫内白，呈倒卵的形状。

辛夷遍布我国大江南北，到处都能见到它的身影。它喜欢温暖湿润的气候，充足的阳光，在酸性或微酸性的肥沃沙质土壤中生长得尤为茂盛。山坡林缘，辛夷总能找到属于自己的天空。

精琢

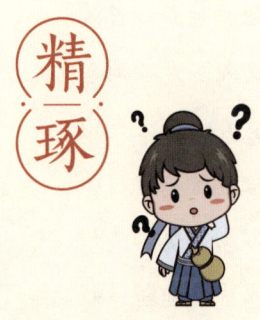

早春将未绽放的花蕾提前摘下，去除枝梗，便是辛夷花的入药部分。把花蕾放在阳光下暴晒，使其完全干燥后去除杂质和泥屑，清炒至绒毛呈微黑色，筛去炒制时产生的灰屑，可以入药的辛夷就完成了炮制。

《神农本草经》《名医别录》《神农本草经集注》等多部古代医书均记载，辛夷味辛，性温，具有发散风寒、宣通鼻窍的功效。现代药理研究表明，辛夷含有木脂类、挥发油、黄酮类等成分，具有收缩鼻黏膜血管、保护鼻黏膜、促进黏膜分泌物吸收以及减轻炎症等作用。

立春是二十四个节气中的第一个节气，标志着冬天的结束和春天的开始。这个时候太阳达到黄经315°，一般在每年的2月3~5日。立春之后，我国北回归线及其以南一带，天气开始逐渐回暖。而其他地区的"立春"只是进入春天的前奏，万物尚未复苏，天气依旧寒冷，不少人会在这样的气候中出现鼻塞、流涕等问题，可以尝试使用辛夷来制成香囊进行佩戴，以缓解鼻部的不适。

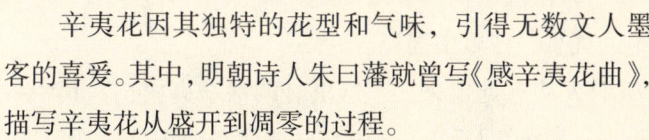

【 通鼻窍香囊 】

【材　　料】：辛夷5g，苍耳子3g，薄荷3g，白芷6g。

【做　　法】：将上述材料混合，研成粗末，装入无纺布袋，扎口，放入香囊锦袋中。

【使用方法】：白天可随身佩戴，夜间可放枕边嗅闻。每1个月更换1次。

访古

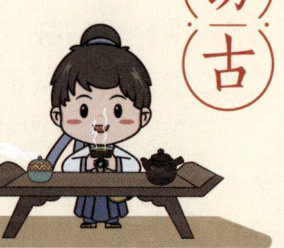

辛夷花因其独特的花型和气味，引得无数文人墨客的喜爱。其中，明朝诗人朱曰藩就曾写《感辛夷花曲》，描写辛夷花从盛开到凋零的过程。

昨日辛夷开，今朝辛夷落。辛夷花房高刺天，却共芙蓉乱红萼。
小山桂树犹连卷，五湖荷花空绰约。连卷绰约宜秋日，端居独养征君疾。
高枝朵朵艳木莲，密叶层层赛卢橘。山鬼已见驾香车，文人应是梦彩笔。
辛夷辛夷何离奇，照水偏宜姑射姿。萧晨东海霞光烂，玄夜西园露气滋。
檀心倒卷情无限，玉面低回力不支。见说东都便露坐，惟应御史沄风吹。
此花爱逐东风暖，故人逸韵嵇中散。山阳闻有合欢斋，石湖亦筑辛夷馆。
袅袅岩桄碧树圆，纷纷涧户香花满。坞里王孙旧路长，卷中裴迪新诗短。
新诗已旧不堪闻，江南荒馆隔秋云。多情不改年年色，千古芳心持赠君。

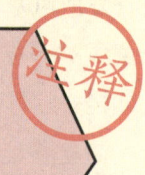

诗中通过"高刺天""乱红萼"等词来体现辛夷花的形态特色，又与"木莲""卢橘"等植物作比，表现花朵的优美。最后两句诗人借花喻情，表达了对友人的怀念。

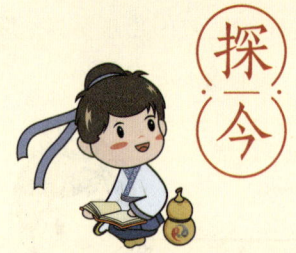

有用的辛夷树

　　鸟儿唱着春之歌从南方飞来，一阵微风把我从梦中叫醒，我睁眼一看，春阳融化了冰雪溪流，潺流歌唱；风儿吹绿了原野山川，生机盎然。万物复苏，百花齐放，不错，立春了。

　　我，是一株辛夷树，与另一株辛夷树一起生长在这片森林里，美美地睡了一整个冬天，总在立春苏醒。晃了晃枝叶，我感到枝头有小生命在灵动飞舞。一瞧，原来是我的辛夷花长出来了。那花苞儿在春日暖阳下，娇艳欲滴，好似一片粉红的云彩，散发着高雅幽绝的气息，在风中摇曳。

　　一天，一群穿着工作服的人从远处走来。"这里有两棵辛夷树！"其中一人看到我们连忙惊喜地叫起来："你们别看它们不起眼，观赏和药用价值都很高。辛夷，又叫紫玉兰，盛开在雨水至惊蛰。花先开放，叶子后长，花冠呈杯状。

辛夷为常用中药，以干燥的花蕾供药用，具有温肺通窍、祛风散寒等功效，主治风寒感冒、鼻窦炎、牙疼、头疼等症。"说着，他们径直走到旁边另一棵夷树下，不由分说地摘下辛夷花。我吓出了一身冷汗，知道下一个就是我，便慌忙把花苞儿收紧。果然，不一会儿他们就看向了我，正准备动手时却发现我尚未开花，只好转身离开了。

那些人走后，我又抖擞出娇嫩的辛夷花苞儿，暗自庆幸逃过一劫。看着旁边那棵光秃秃的辛夷树，我得意一笑："过不了多久，我的花儿将比繁星还多，比彩虹还绚烂，美丽至极。人们看到我无比赏心悦目，我真是一棵有用的辛夷树……"这时，一个孩子擤鼻涕的声音打断了我的话音，我循声望去，那孩子紧皱着眉，一手握着纸巾，一手捏住鼻子，使劲地擤着鼻涕，努力想让鼻子通畅，脸憋得一阵红一阵紫，纸巾已被他用了一大半。"妈妈，鼻塞好难受啊，根本无法呼吸！"他妈妈站在旁边焦急地说："唉，每当这个时候，鼻窦炎就发作，这可怎么办，现在就这么难受，晚上更要透不过气，又没法好好睡觉了……"

这时，我旁边那株辛夷树默默开口了："我们辛夷花有散寒通窍的作用，可以治好人类鼻塞的病。那些人把我们的花摘去做中药治病，这样我的每一朵花就都能为人类效劳了。花开满树的确漂亮，但远远比不上帮助别人带来的快乐满足。所以，虽然我现在变得光秃秃了，可总比某些只会炫耀的自私辛夷树要好吧！我才是有用的辛夷树。"说着，她看了看我。

听了她的话，我又看了看那个急得快要哭出来的孩子和他的妈妈，惭愧地低下了枝叶，心里充满了愧疚。

过了一段时间，那些工作人员又来了，他们惊奇地看到了挂满花苞欲绽放的我，虽然有些奇怪，但还是欣喜地向我走来，我连忙弯腰低头，尽量把花朵儿伸到他们方便的位置。看着自己一朵朵灵动的辛夷花被摘去，我心里有些不舍，但却美滋滋的。摘完了辛夷花，工作人员满意地拍了拍我的树杆，赞叹道："嗯，不错不错，花开得又多又漂亮，真是一棵有用的辛夷树"。旁边的辛夷树也冲我摇摆着枝叶，好像在夸赞我的行为。

虽然我也变得光秃秃了，但是一想到那些患鼻窦炎的孩子能尽快好起来，花朵能给人们带来快乐，我心里就好比开出了世界上最美丽的辛夷花。毕竟"赠人辛夷，手留余香"，现在我真正成了一棵有用的辛夷树了。

艾若奕
上海市开元学校

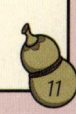

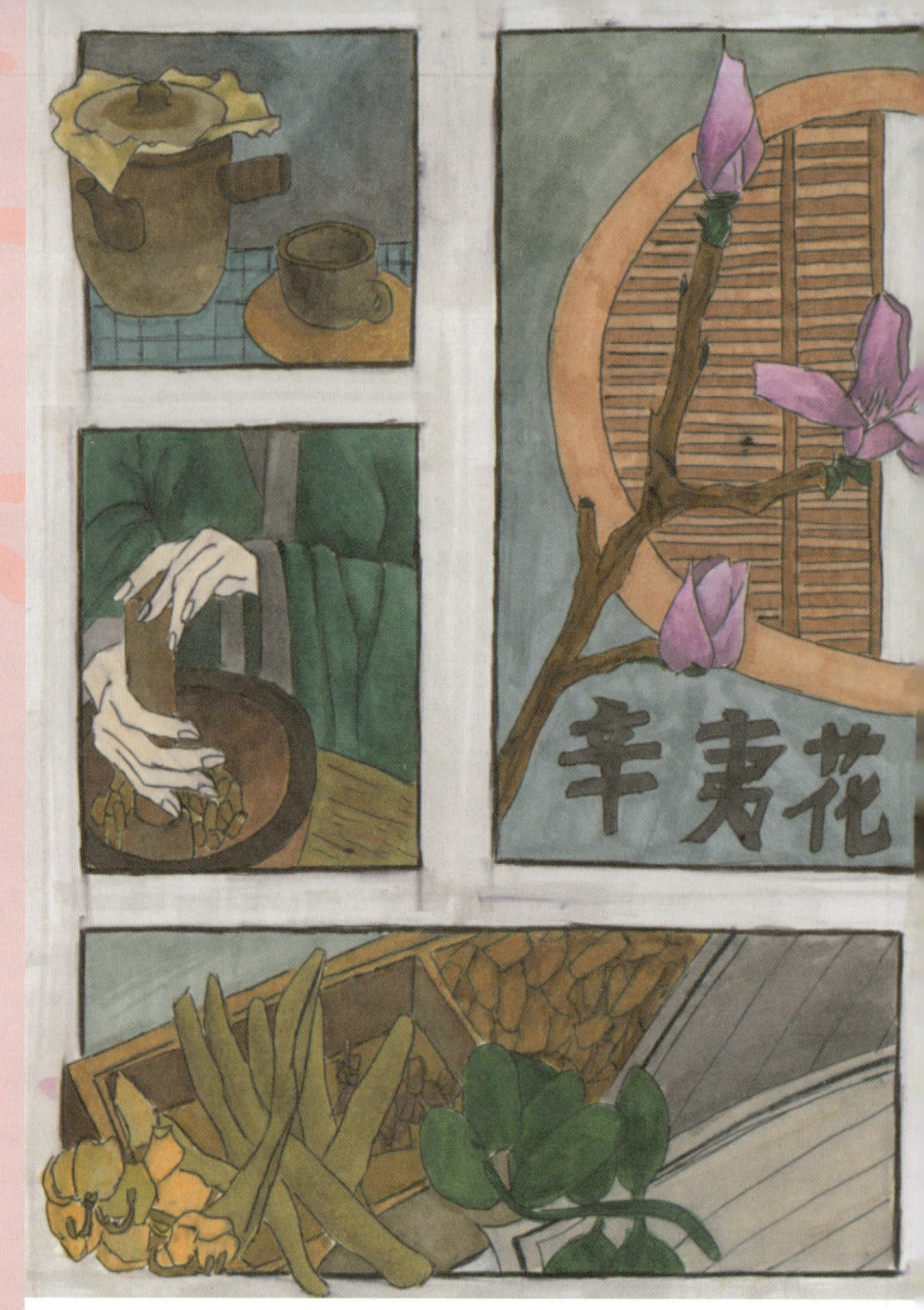

《辛夷》

王晨艺
上海市第三女子初级中学

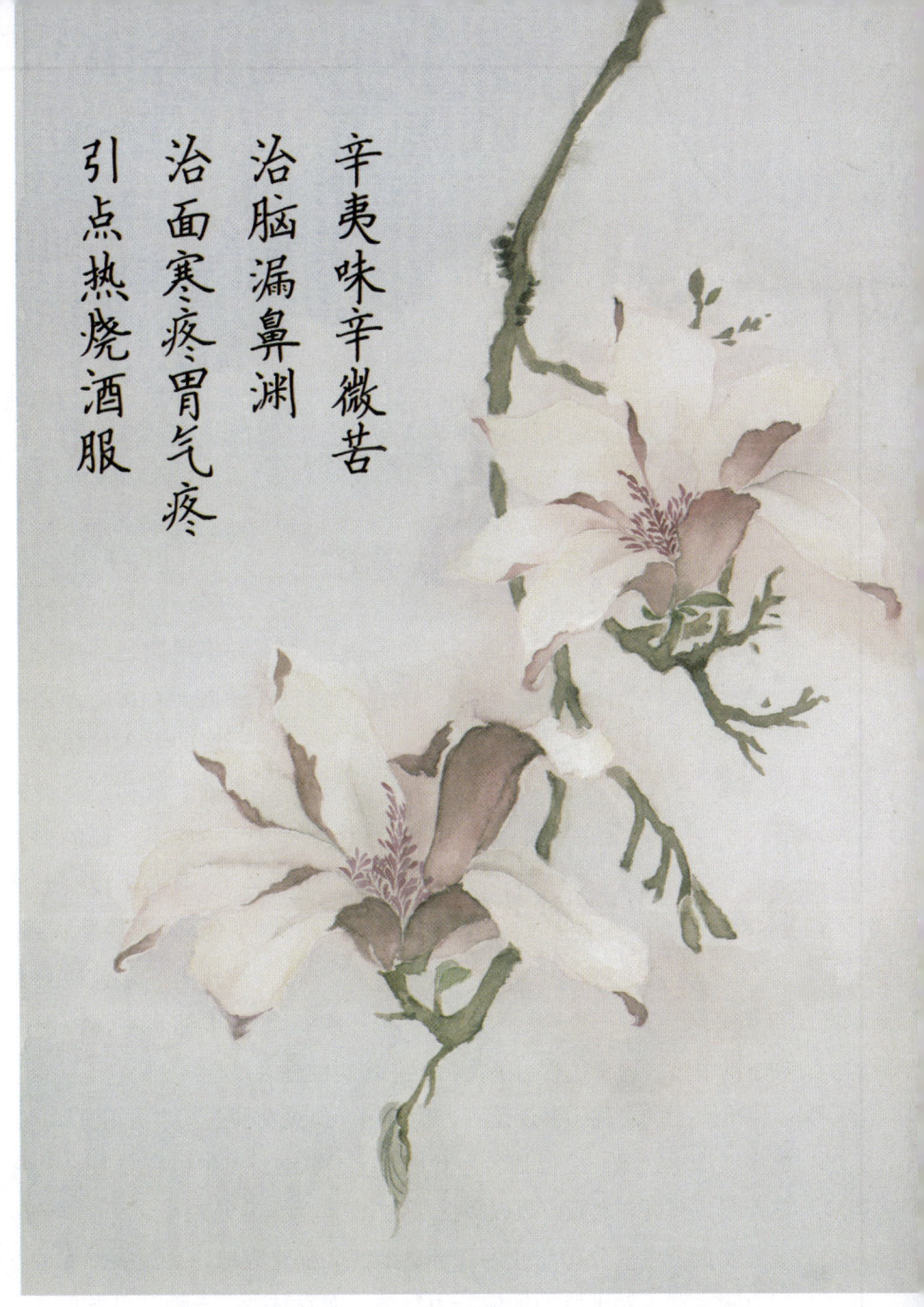

《辛夷》

李乐怡
上海市天山初级中学

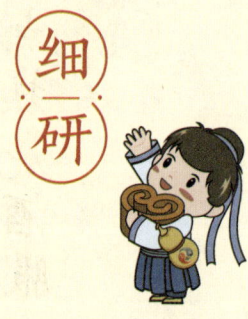

细研

女贞子

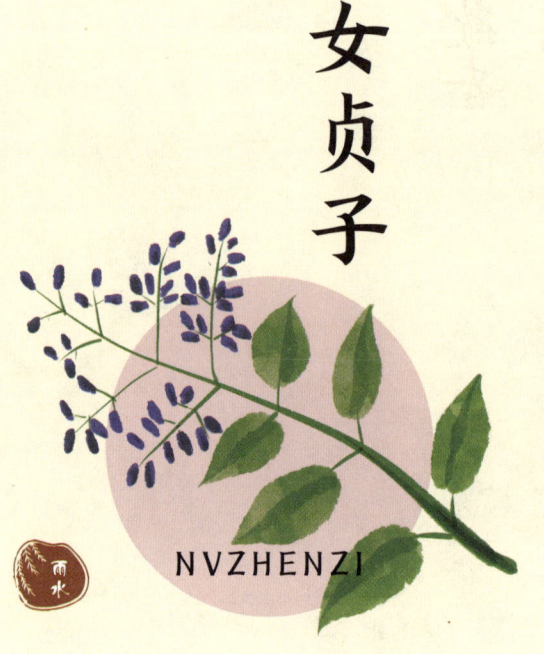

NVZHENZI

雨水时节，天气尚未转暖，但有一些树上却结着一串串黑色的果子，那便是女贞子。女贞子是木犀科女贞属的乔木植物女贞的果子。夏末秋初，女贞树就会挂满一串串翠绿的果实，宛如翡翠镶嵌于枝头，预示着丰收的喜悦。冬季，果实逐渐成熟，转为黑紫色或灰黑色，表面皱缩不平，仿佛是岁月轻轻刻下的痕迹，这个过程可能会持续到次年的春天。

女贞子的名称，据传是因古代鲁国一位贞女仰慕其"负霜葱翠，振柯凌风"之姿，深感钦佩，故得其名为女贞。《本草纲目》中也有类似的记载："此木凌冬青翠，有贞守之操，故以贞女状之。"

女贞子主要分布于我国江苏、浙江、福建等地，喜温暖湿润的气候，能够耐寒耐水湿，对土壤的适应能力很强，无论是砂质土壤还是黏质土壤，都能茁壮成长。在海拔2900m以下的疏密林中，女贞子以其顽强的生命力，默默守护着这片土地，同时也为世人提供宝贵的中药材资源。

精琢

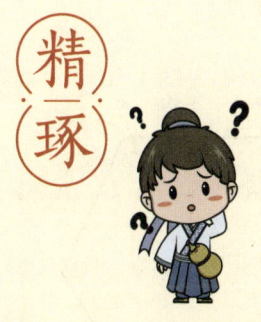

待果实成熟后,采摘下女贞子,除了直接洗净干燥成中药,还有一种特殊的炮制方法——酒制。将女贞树的果实与黄酒按5∶1的比例混合,拌匀后等待黄酒被女贞子充分吸收后,置于蒸制的容器内蒸煮,待女贞子表面成黑褐色时取出晾干即可。

女贞子味甘、苦,性凉。《神农本草经》中写道:"主补中,安五脏,养精神,除百病。"李时珍言"强阴健腰膝,变白发,明目"。从现代药理学的角度来看,女贞子多糖及齐墩果酸有增强免疫力的作用。同时,女贞子所含的齐墩果酸还有保肝降酶、抗动脉粥样硬化、降血脂、降血糖的作用。

到了雨水节气,北半球的日照时间和强度都在增加,我国大部分地区的气温逐渐回升,冰雪融化,春意渐浓。气温回升的同时带来了降水量的增加,促进了农作物的生长,也有"春雨贵如油"的说法。雨水时节,天地阴阳之气发生变化,可以喝女贞菟丝子茶。

【女贞菟丝子茶】

【材　　料】:女贞子6g,菟丝子6g。
【做　　法】:将以上两味药放入纱布袋,熬煮后代茶饮。

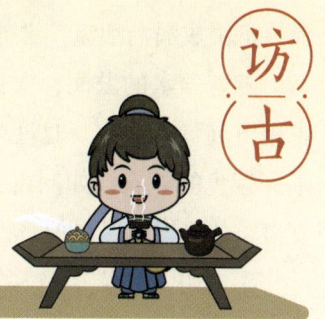

访古

女贞除了是一味中药材之外,因其挺拔的身姿,常常被诗人歌颂。诗仙李白就曾在《秋浦歌·千千石楠树》中写道:

千千石楠树，万万女贞林。

山山白鹭满，涧涧白猿吟。

君莫向秋浦，猿声碎客心。

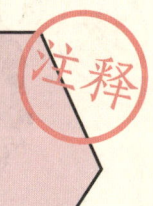

全诗情感深厚，从不同角度歌咏了秋浦的自然风物和民俗风情，同时在歌咏中或隐或现地流露出悲凉之叹，作者时至暮年，眼中仍有"石楠""女贞"常青之木，可见其初心不改。

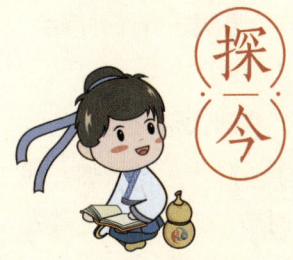

雨水时节润女贞

在我国中医药文化中，每一味药材都承载着自然的智慧和生命的奥秘，它们与二十四节气紧密相连，共同勾勒出一幅幅生动的草木画卷。其中，女贞子，这味温婉而坚忍的中药材，便是这幅画卷中不可或缺的一笔。

故事发生在江南水乡的一个小镇，雨水时节，细雨绵绵，万物复苏。细雨如丝，轻轻飘洒在小镇的青石板路上，滋润了村头路旁的女贞树。它们优雅地站立着，宛如一群穿着翠绿长裙的舞者，在雨水的洗礼下更加绿意盎然。每一滴雨水都像是天空洒向大地的爱，轻轻柔柔地落在女贞树的叶片上，又悄悄滑落到地上，最终汇聚成涓涓细流，滋养着这片古老的土地。

随着雨水的滋润，女贞树上那些不起眼的小花逐渐凋谢，取而代之的是一串串沉甸甸的果实。这些果实起初是嫩绿的，随着时间的推移，它们逐渐换上了深紫色的外衣，如同夜空中的精灵，点缀在翠绿的枝叶间。每当微风吹过，女贞子便轻轻摇曳，似乎诉说着关于成长与收获的故事。

秦大娘，一位年逾六旬的老中医，对女贞子情有独钟。她深知，雨水后的女贞子正逐渐积蓄力量，等待着夏日的成熟。

转眼间，已到夏末，阳光已经褪去了盛夏的炽热。秦大娘趁着清晨的凉爽，带着竹篮和小梯子,来到了村头路旁的女贞树下。她抬头望向枝头,只见一串串黑紫色的女贞子挂满枝头,犹如一串串小巧的黑珍珠,在晨光中闪耀着美丽的光泽。秦大娘轻手轻脚地爬上梯子,开始采摘这些珍贵的果实。她一边采摘,一边哼唱着古老的采药歌,歌声悠扬,与夏日的微风、虫鸣交织在一起,构成了一曲动人的田园交响乐。

采摘回来的女贞子,经过晾晒、去壳、烘干后,便成了秦大娘治疗、调护的得力助手。去年秋天,镇上的张大爷因肝肾阴虚,整天头晕目眩、腰膝酸软。秦大娘便开了女贞子、枸杞子、菊花等,为张大爷熬制了一剂滋补肝肾的汤药。张大爷服后,身体逐渐好转,精神焕发,逢人便夸赞秦大娘医术高明。

除了药用之外,秦大娘还常常用女贞子制作养生美食。比如,在寒冷的冬日,她会用女贞子、黑芝麻、黑豆等食材一同煮粥。一碗热腾腾的女贞子粥,口感香浓,还具有补肾黑发、养颜美容的功效。每当这个时候,小镇上的居民都会围坐在秦大娘家的火炉旁,共同品尝着这碗充满温情的女贞子粥。

女贞子的故事在小镇上慢慢流传开来。它不仅仅是一味中药材,更是一种文化的传承与情感的寄托。在二十四节气的轮回中,女贞子以其独特的魅力和价值,书写着属于自己的草木故事。而这一切,都深深地烙印在了每一个热爱自然、尊重生命的人心中。

陆丁瑶
上海市开元学校

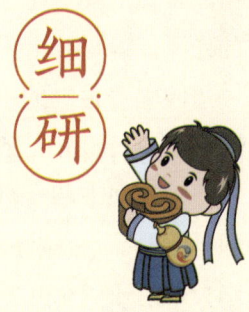

蒲公英

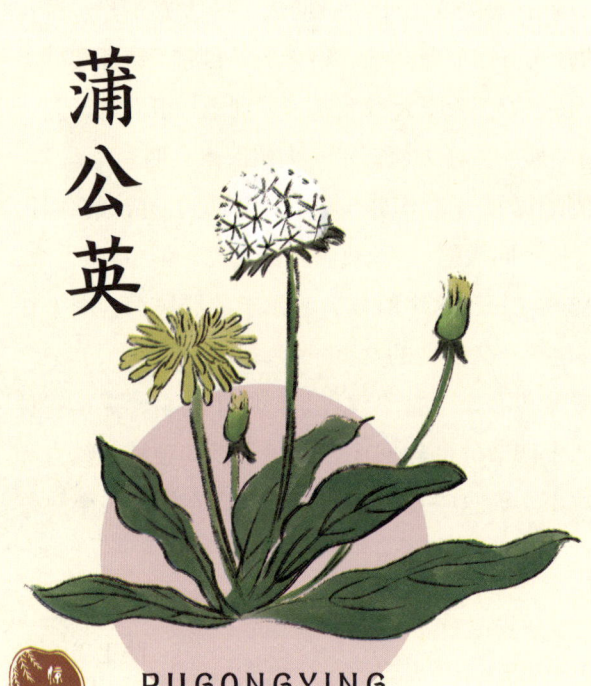

PUGONGYING

时间来到三月，春回大地，原本灰黄色的草坪上，开始稀稀疏疏地冒出绿色的尖芽。等到翠绿覆盖灰黄，蒲公英也开始悄悄绽放。和我们印象中毛茸茸，风一吹便会散成漫天飞絮不同，这个时候的蒲公英，还是一株长着倒三角如苦苣的叶片，头顶开着黄色小花的植物。正因如此，蒲公英又被称为黄花地丁，如《本草纲目》中所记载的一样，"金簪草一名地丁，花如金簪头，独脚如丁，故以名之"。

每到夏末秋初，当微风吹过，蒲公英的种子就会跟随着冠毛，乘着风飞到想去的地方。蒲公英对土壤的要求并不严格，只要阳光充足，山坡草地、路边、田野、河滩都能生根发芽。

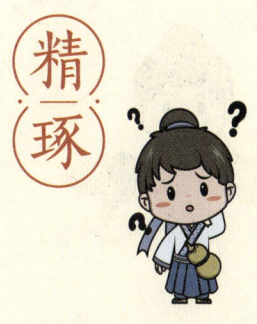

蒲公英作为一种可以食用的植物，是药食同源的一种，分布在我国很多地区，婆婆丁（蒲公英的别称）是惊蛰时节很多地方餐桌上必不可少的一道美食。在唐朝蒲公英就已经被端上了餐桌，在《唐本草》中就有记载："蒲公草，叶似苦苣，花黄，断有白汁，人皆啖之。"

《神农本草经》《本草拾遗》《本草疏议》等多部古代医学著作均有蒲公英的记载。将蒲公英的整株洗净、切断、干燥，便可炮制成药物，其味苦、甘、性寒，具有清热、解毒、利湿之功效。《本草正义》曰："蒲公英，其性清凉，治一切疔疮、痈疡、红肿热毒诸证，可服可敷，颇有应验，而治乳痈乳疖，红肿坚块，尤为捷效。鲜者捣汁温服，一味亦可治之，而煎药方中必不可缺也。"

现代药理学研究证实，蒲公英含蒲公英甾醇、蒲公英素、胆碱、菊糖、果胶等。在现代制药以及保健品生产中，蒲公英提取物常用于抗炎、抗氧化、抗癌、抗高血糖等。

惊蛰是二十四节气中第三个节气，这个时候春雷乍动，阳气上升，气温回暖，雨水增多，到了吃"鲜"的时节。蒲公英是一味营养丰富的野菜，通常可以用来凉拌、煮粥、酿酒、熬汤等。但是，蒲公英性寒，因此脾胃虚弱、大便溏薄的人群尽量少吃或不吃。

【 蒲公英猪肉汤 】

【材　　料】：蒲公英10g，猪肉200g，生姜少许。

【做　　法】：猪肉洗净切块，生姜切片，蒲公英洗净、切断，备用。猪肉与姜片大火同煮至近熟，去浮沫。加入蒲公英，按个人口味加入盐等调味料，入味即可食用。

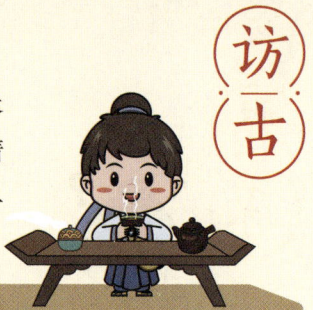

访古

宋朝"交子之父"薛田曾经洋洋洒洒写下千字长诗《成都书事百韵》，在诗中通过对自然山水、民情风俗等内容的描写，勾勒出了当时成都社会生活的一副风俗画卷。其中一段：

几番蒃菁鸣虚籁，是个园林噪嫩蝉。
蠢动乘时先养育，菁英届候别陶甄。
地丁叶嫩和岚采，天蓼芽新入粉煎。

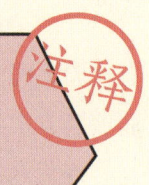

注释

本诗描述了北宋人民在春季采摘地丁（即蒲公英）并食用的场景。可见，采摘并食用蒲公英早已融入日常生活。

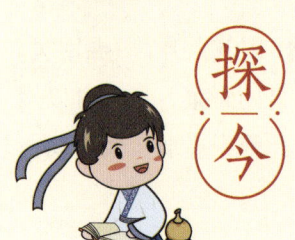

探今

蒲公英的心愿

"妈妈，你杯子里泡的是什么呀？水好绿！"我盯着妈妈泡好的茶水感到好奇，便问妈妈。"这是草药皇后蒲公英，今天正好是惊蛰节气，喝这个正合适哦！蒲公英可以清热解毒。"妈妈边喝着水边走过来坐到我身边，又说："你虽然喜欢吹蒲公英，但应该还不知道它可以泡水喝吧！那今天我给你讲一个关于蒲公英的故事！"

在一片繁花似锦的花园里，有一株矮小、不起眼的蒲公英，我们就管它叫小英。它每次抬头望着那些鲜艳的月季、亭亭玉立的荷花和香气怡人的桂花时，都心生羡慕。"要是我能像他们一样，吸引人们的目光，那该多好啊！"小英对自己说。于是，它开始努力生长，吸取土壤中的养分，沐浴阳光，迎着微风摇摆。

然而，花园里的其他花朵并不理解小英的心愿。他们认为小英太过平凡，不可能实现自己的梦想。"你只是一个小不点儿，怎么可能像我们一样引人注目呢？"月季傲慢地说。"你的个头太小，颜色也太单调，没有人会注意到你的。"荷花冷冷地说。"你的香气太淡，这可没办法吸引人们前来呢。"桂花嘲讽道。小英听了他们的话，心里难免有些失落，但它并没有放弃。它相信，只要自己努力，梦想总有一天会实现。

日子一天天过去，小英每天都努力地吸收阳光和雨露，茁壮成长。虽然看起来仍然不起眼，但它的内心却充满了信心和热情。终于有一天，小英开出了金黄色的小花，虽然不鲜艳，但散发出一种独特的清香。

花园里的其他花朵看到小英的努力和坚持，不再嘲笑小英，改变了对它的看法，敬佩它的毅力和勇气，就连月季、荷花和桂花也纷纷向小英表示敬意。

终于有一天，小英绽放出了耀眼的光芒，成为了名符其实的"草药皇后"。花朵们全都惊讶地看着小英，发现小英居然有药效，这竟是它们所缺少的内涵。"原来，你并不是一株普通的小英，而是有着特殊意义的小英啊。"月季感慨地说。"你的努力和坚持，真是让我们刮目相看。"荷花赞叹道。"你的梦想终于实现了，我们都为你感到骄傲。"桂花由衷地说。小英终于露出了久违的笑容，因为它知道自己虽然没有华丽的外表，但内心却充满了力量。

"妈妈，小英太棒了！"我由衷地说道，"小英的故事鼓励我们只要有梦想，就要勇敢追求。只要坚持努力，充满自信与热情，梦想终究会开花。"

曹鋆珺

上海市第三女子初级中学

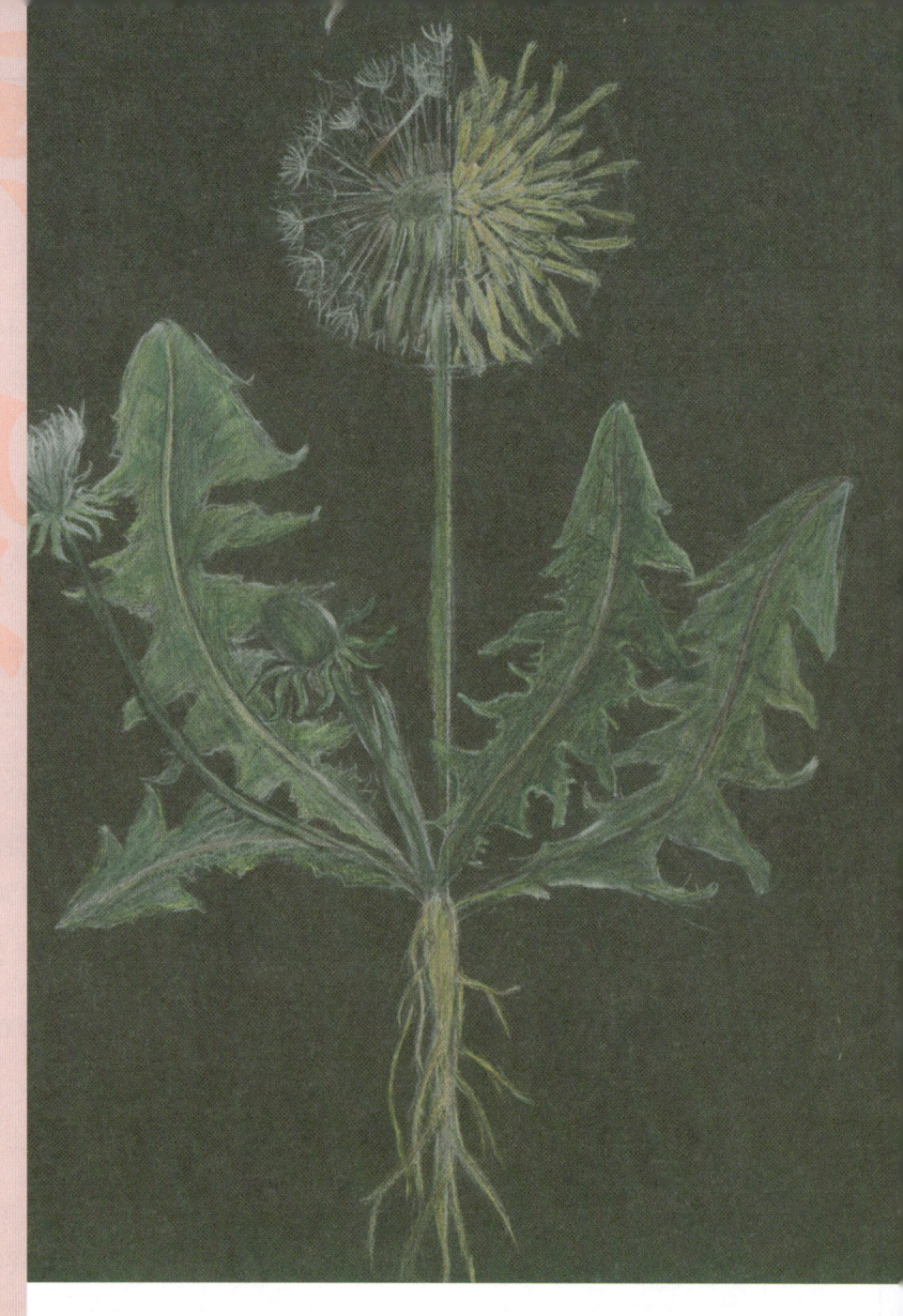

《蒲公英》

郑 茗
上海市天山初级中学

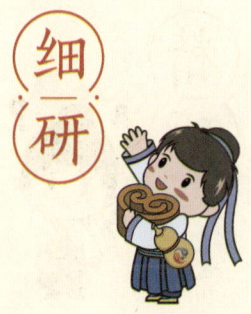

细研

川贝母

CHUANBEIMU

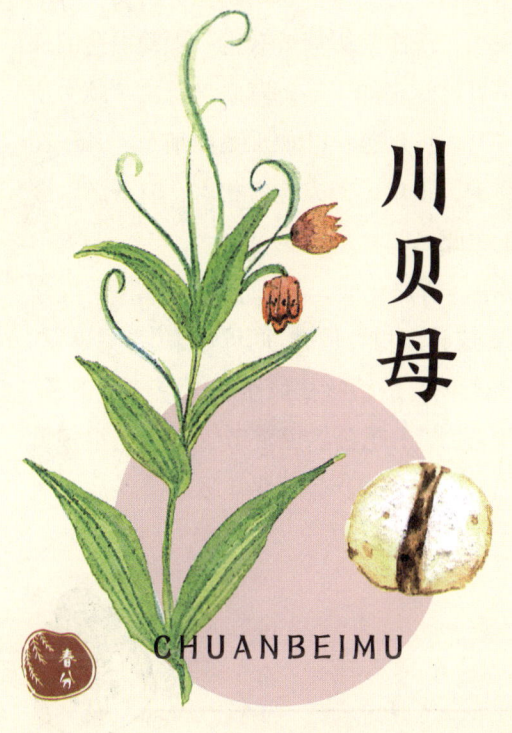

川贝母简称为川贝,因其有"贝"字,总让人不免联想这会是一种水中贝壳类的生物,其实不然。川贝母是一种百合科的草本植物,从外观来看,与作为观赏花卉的百合花有类似之处。常常垂着头,花朵随风摆动,就像一口古老的大钟在发出沉闷的声响。

明明是一种陆生植物,为何川贝母却有这类似水生动物的名字?这主要归咎于它的形状:魏晋医家陶弘景曾在《神农本草经集注》中写道:"形似聚贝子,故名贝母。"又因主要产地在四川,所以便有了"川贝"这一中药之名。

贝母的种类非常多,根据《中国植物志》中的记载,百合科贝母属植物有约 60 种,主要分布于北温带,我国有 20 种和 2 个变种。而能入药的贝母除了在四川有所出产之外,在青海、云南、甘肃等地也有种植。

贝母对生长的环境有一定的要求,喜欢寒冷的气候和湿润的环境,但又受不了高湿。不喜欢被太阳直晒,喜欢荫蔽的空间,一旦气温超过 30℃,或是生长的区域海拔过低,贝母的植株就会枯萎。

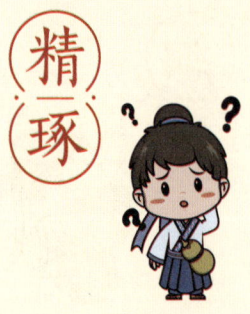

川贝母作为百合科的植物,它的根茎与其他植物须状根系不同,是一种球状的鳞茎。将川贝母的鳞茎去除根须,洗净晾干后就获得一颗颗白色的珠子,就是川贝母。正如《毛诗草木鸟兽虫鱼疏》所记载的:"菌,贝母也,叶如瓜蒌而细小。其子在根下,如芋子,正白,四方连累相着,有分解。今近道出者正类此。"

中医认为,川贝母味苦、甘,性微寒,清热化痰,润肺止咳。现代药理学研究发现,川贝母中含有多种生物碱,主要成分为川贝母碱、西贝母素、青贝母素、松贝母碱甲及松贝母碱乙等,所含生物碱有明显的镇咳祛痰作用。

立春后,天气渐热,贝母快速生长,就结出花苞。惊蛰节气一过,很多贝母进入盛花期。同时,春分多风、湿重,因此,对于有慢性呼吸系统疾病和风湿性疾病等人群,需要注重时节养生。

【川贝雪梨猪肺汤】

【材　料】:猪肺60g,雪梨1个,川贝母15g。

【做　法】:将猪肺洗净切块,雪梨去皮、核,切块,与川贝母共置砂锅内,加水,炖熟,服食。

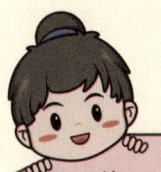

【川贝炖雪梨】

【材　料】:雪梨1个,冰糖10g,川贝母少许。

【做　法】:雪梨洗净去核掏空,成一个梨盅。梨盅内放入川贝母和冰糖,盖上梨盖,用牙签固定。将雪梨放入碗中,隔水蒸30min即可食用。

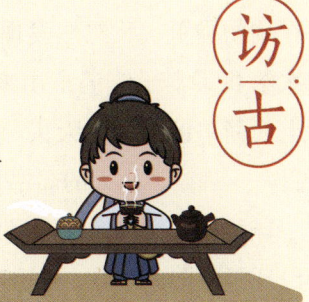

访古

　　川贝母的使用古已有之，最早可见于《诗经》，由中国文学史上第一位被记载的女诗人许穆夫人所写的《鄘风·载驰》。

载驰载驱，归唁卫侯。驱马悠悠，言至于漕。大夫跋涉，我心则忧。
既不我嘉，不能旋反。视尔不臧，我思不远？
既不我嘉，不能旋济。视尔不臧，我思不閟？
陟彼阿丘，言采其蝱。女子善怀，亦各有行。许人尤之，众稚且狂。
我行其野，芃芃其麦。控于大邦，谁因谁极？大夫君子，无我有尤。百尔所思，不如我所之。

注释

　　"陟彼阿丘，言采其蝱"中的"蝱"即是贝母。对于诗中贝母的用途，现在的解释为"采以疗忧"。南宋朱熹《诗集传》对"蝱"释义为："贝母也，主疗郁结之病。"于是，采贝母的行为就可解释为："以其既不适卫，而思终不止也。故其在途，或升高以舒忧想之情，或采蝱以疗郁结之病。"

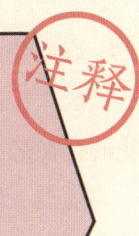

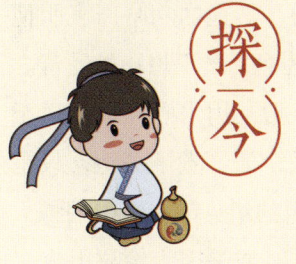

探今

川贝雪梨
—— 穿越时空的孝心

　　春日，万物复苏，温暖柔和的阳光洒向大地，为姹紫嫣红的花朵镶上金边。但家中一阵阵咳喘声，打破了春日的美好。

每当季节交替，弟弟的症状总是反复。根据医生的建议，我们需要为他做川贝雪梨。采购好制作药膳的材料，母亲便在厨房忙碌，我则负责看护弟弟。在购物袋里，我忽然发现还有一本书，翻开内页是日记本的样式。"是妈妈上次给我买本子忘记拿出来了吗？"我没有多虑，翻开本子找到3月20日，在上面简单记录着今天买药给弟弟喝的事情。翻到本子的扉页，两个大字赫然醒目——魏徵，别人的名字，这本本子是别人的？

我惊慌失措，快速翻阅笔记本，看到3月20日那一页，在我的字迹下，竟出现了不同的字迹。仔细辨认后，发现这段凭空出现的文字表达了对使用川贝雪梨的惊讶。写下一个问号后，纸上又渗出一串文字——"川贝雪梨是我做出的配方，你不知道吗？"一阵大风吹过，纸页哗啦啦地翻，我突然被一股强大的力量吸引，跌进了日记本中的一页……

头晕目眩的感觉持续了好一阵子，我终于感觉双脚落到了坚实的地面上。抬头一看，发觉自己穿越了，回到中国古时的某一朝代。一位男子急匆匆地从我身前经过，旁边有人毕恭毕敬地问候到"魏大人"，定睛一看，难道是唐初期杰出的政治家魏徵。那个日记本的主人！我大声招呼，可他对我置之不理，我只好一路跟随他。

魏徵快步走进一座殿堂，一男子上前迎接。两人交谈片刻，我得知这位男子是唐太宗派来的御医，他们将前往魏徵家中为魏徵的母亲医治。两人好像对我的存在毫无反应，我便打消插嘴的念头，默默跟从。

随着一阵阵无力的咳嗽声传入耳中，我们到达了魏徵的住所。御医为魏母把脉，一番检查后，开了药方，我好奇地凑近查看，察觉川贝母是药方中的君药。魏徵递来一碗刚煎好的汤药给母亲服用，她却因为药太苦而拒绝。几个时辰后，魏母想吃梨，可又因为牙齿脱落，无法咀嚼梨肉。

魏徵若有所思地缓缓离开了房间，在家中不安地踱步。他的嘀咕声表明他一直对老母亲咳喘多年的病放心不下，既希望母亲身体痊愈，又不想让她受苦。望向没吃掉的梨，他突然抓起其中的一颗，走向锅炉，把梨用水煮并加糖送至母亲的房间里。她的连连称赞似乎让魏徵突然不再担忧，他又煮了一碗，只是他悄悄地将川贝母也一起熬煮，并多加了一点糖。类白色的川贝母在锅中翻腾，魏徵刚想把汤盛在碗里，不料不知是由于熬煮时间过长，或是因为糖放得太多汤汁变成了糖块。他的眼神透露出一丝忐忑。好在魏母很喜欢，觉得它香甜酥脆，入口即化，吃完后咳喘也逐渐好转……

又是一阵强风将我吹回家中，弟弟一边轻微地咳嗽，一边摆弄着玩具车。日记本上出现了新的留言："春分正处于冬季与春季的过渡阶段，气温多变，容易引发呼吸道疾病，但愿我的配方能帮助你弟弟康复！"原本是魏徵医病心切而偶然创作出的药膳，却能流传千年。或许，川贝雪梨的价值已经不止于它的药效，它更饱含着对家人的爱意。

李知恩

上海市天山初级中学

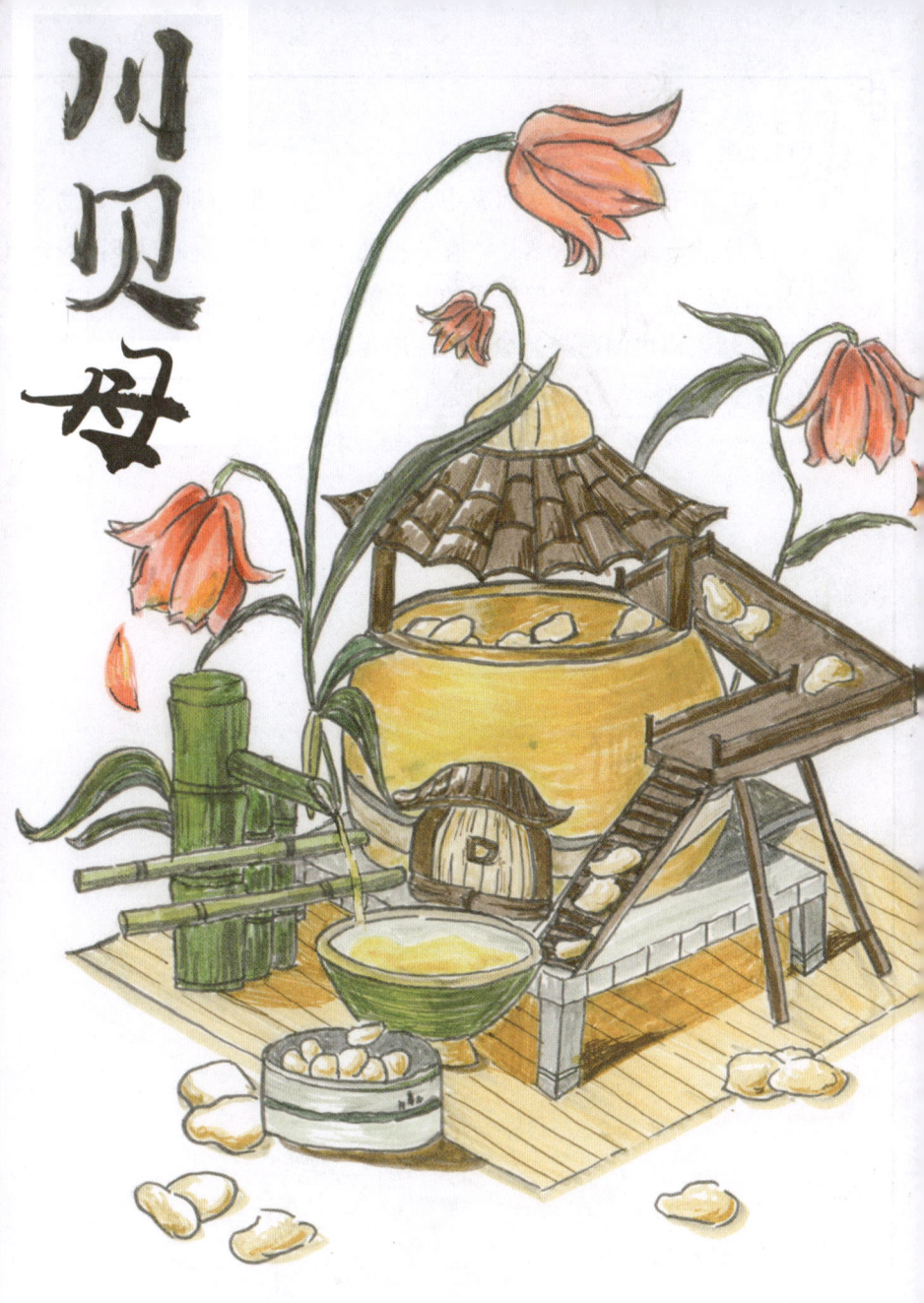

《川贝母》

宣一一
上海市第三女子初级中学

金银花

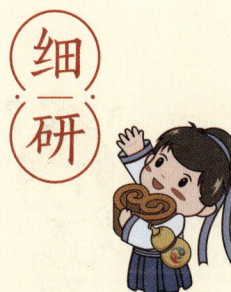

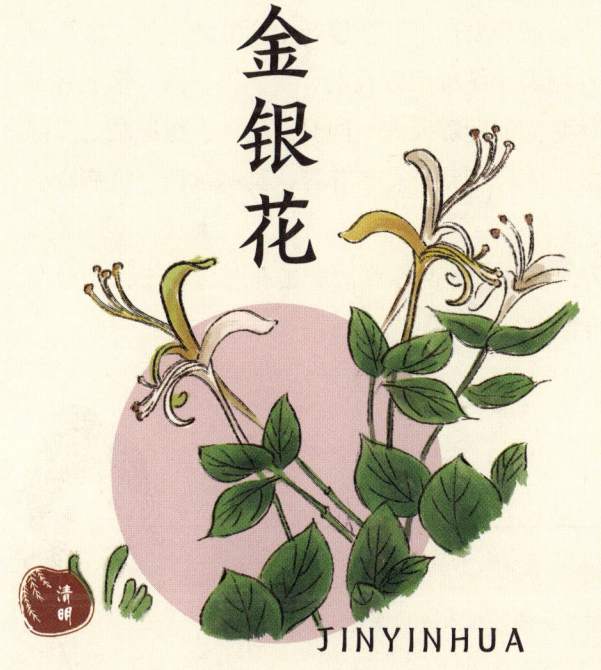

JINYINHUA

清明前后，细雨纷纷，有一丛丛白色的金银花在路边绽放。它的花期，恰似一段悠扬的旋律，轻轻回响在初夏至深夏，自四月起始绵延至八月。它以一抹清新之姿，点缀着季节的更迭。

细看金银花的外貌，仿佛是一个大自然的魔术。花初开时为纯白，似银如雪，纯洁无瑕；而后渐变为金黄，灿烂夺目，两色并存，故又被称为"双花"。其藤蔓缠绕，绿叶扶疏，花朵成对生于叶腋，形态优雅，宛如林间轻盈起舞的仙子，散发着淡淡的芬芳，引人驻足。又因金银花花藤四季常青，在冬天也不会凋零，亦被称为"忍冬花"，就像《名医别录》中提到"今处处皆有，似藤生，凌冬不凋，故名忍冬。"

谈及产地，金银花广泛分布于我国，尤以山东、河南、河北为著名，温暖湿润的气候与肥沃的土壤，为其提供了理想的生长环境。它喜阳耐寒，不择地而生，无论是山野林间，还是村边篱笆，总能见到它坚韧不拔的身影。

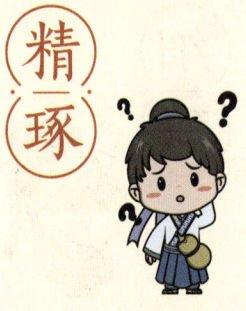

金银花的花朵是常见的药食同源药材，将金银花初开的花朵或者花蕾摘下后洗净、干燥就可入药。《本草纲目》中记载："金银花，善于化毒，风湿诸毒，诚为要药。"金银花中含有游离氨基酸、可溶性糖类、纤维素以及铜、镁、钙、铁、锰、锌等人体必需的营养元素。同时，又含有绿原酸、异绿原酸、木犀草素、忍冬苷等，具有抗菌、抗病毒、抗氧化、清热解毒等作用。

金银花的藤也可以用来入药，在秋、冬两季割取金银花藤后晒干，功效与金银花花朵相似，同时还能通利经络。

【金银花茶】

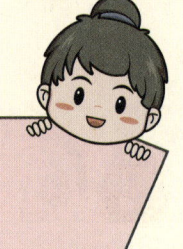

【材　　料】：金银花15g，蜂蜜适量。

【做　　法】：金银花加水煎煮，去渣，加入适量蜂蜜，代茶饮。

【银花炖萝卜】

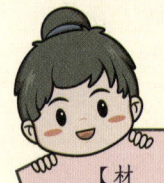

【材　　料】：金银花10g，白萝卜100g，蜂蜜30g。

【做　　法】：将萝卜洗净，去皮，切块，同金银花、蜂蜜拌匀置碗内，隔水蒸熟服食。

金银花因凌冬不凋、花有双色的原因，除了作为观花卉以及药用植物，在古代金银花也常常被诗人用来托物言志、借物抒情。宋朝苏门四学士之一的黄庭坚曾写过一首《药名诗奉送杨十三子问省亲清江》，该诗由50余味药材组方。

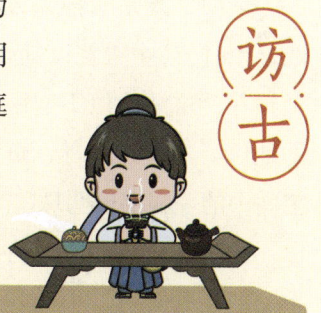

杨侯济北使君子，幕府从容理文史。府中无事吏早休，陟厘秋兔写银勾。
驼峰桂蠹樽酒绿，樗蒲黄昏唤烧烛。天南星移醉不归，爱君清如寒水玉。
葳蕤韭荠煮饼香，别筵君当归故乡。诸公为子空青眼，天门东边虚荐章。
为言同列当推毂，岂有妒妇反专房。射工含沙幸人过，水章独摇能腐肠。
山风袭袭虎须怒，千金之子戒垂堂。寿亲颜如木丹色，胡麻炊饭玉为浆。
婆娑石上舞林影，付与一世专雌黄。寂寥吾意立奴会，可忍冬花不尽觞。
春阴满地肤生粟，琵琶催醉喧啄木。艳歌惊落梁上尘，桃叶桃根断肠曲。
高帆驾天冲水花，湾头东风转柁牙。飞廉吹尽别时雨，江愁新月夜明沙。

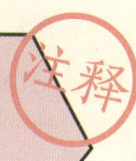

其中，"寂寥吾意立奴会，可忍冬花不尽。"展现了黄庭坚内心的孤独，但也表达了对美好生活的向往和追求。

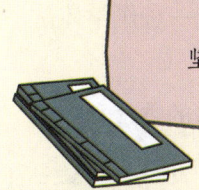

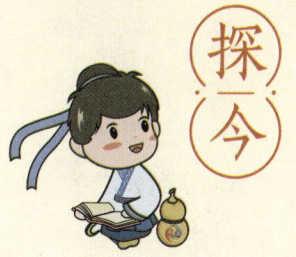

清明与金银花的千丝万缕

清明时节，细雨如丝，天空仿佛也沉浸在对逝去亲人的深深哀思之中。此时，金银花那淡雅而清新的花香，悄然弥漫，如同丝丝清凉，抚慰着人们的心田。

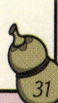

清明,既是缅怀先人的时刻,也是人们感受自然、体悟生命的重要节点。在这个时节,金银花以其顽强的生命力,向世人展现着中医药文化的深邃与魅力。金银花,这朵看似不起眼的小花,在中医药的广阔天地里,却拥有着举足轻重的地位。其清热解毒、疏散风热的神奇功效,早已被世人传颂,成为了中医药宝库中的一颗璀璨明珠。

　　我曾在泛黄的医书古籍中,探寻过金银花的踪迹。那些古老的文字仿佛穿越了时光的隧道,引领我进入了一个充满神秘与智慧的中医药世界。金银花的药用价值,早已被先人一一发掘,在千年的传承中熠熠生辉。

　　在我的童年记忆中,老家的金银花总是与清明紧密相连。姥姥会在细雨朦胧的清晨,轻轻采摘那些含苞待放的金银花,晾晒在竹篾上。每当夏日炎炎,身体不适时,姥姥总会取出那些金黄的金银花,为我泡上一杯清茶。那淡雅的香气,伴随着丝丝凉意,总能让我心旷神怡,忘却烦恼。

　　随着对金银花与中医药文化的了解也愈发深入,我知道了金银花不仅是一味良药,还可以用来泡茶、酿酒,用途广泛。

　　每当清明时节,漫步在乡间的小径上,欣赏着盛开的金银花在微风中轻轻摇曳的样子,仿佛在诉说着与中医药文化的不解之缘。我深吸一口气,淡淡的香气仿佛穿透了我的心灵,带来一种前所未有的宁静与平和,让我逐渐领悟到了人与自然和谐共生的智慧与哲理。

　　此刻,我更加深刻地感受到中医药文化的博大精深。它不仅是一种医学体系,更是一种生活哲学和文化传承。

　　金银花,你是大自然的精灵,也是中医药文化的使者。你用你的香气和疗效,传递着健康与祝福,让人们在缅怀先人的同时,也能感受到生命的活力与希望。让我们共同珍惜这份来之不易的缘分,将金银花与中医药文化的精髓传承下去,让更多的人受益于这份宝贵的文化遗产。

谢咏明
上海市新泾中学

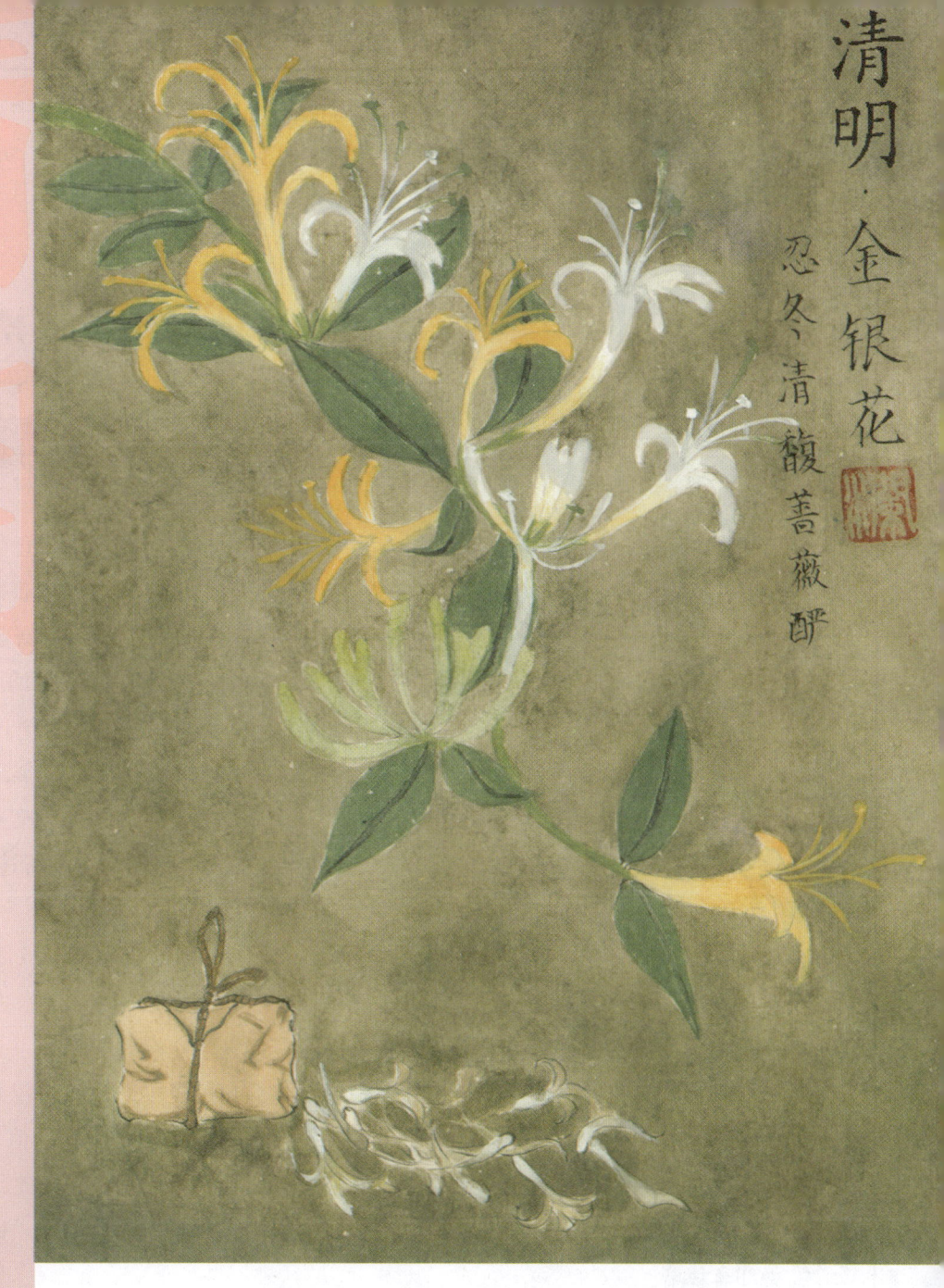

《金银花》

徐君澜
上海市延安初级中学

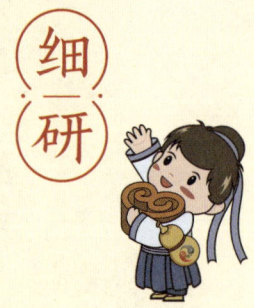

槐米

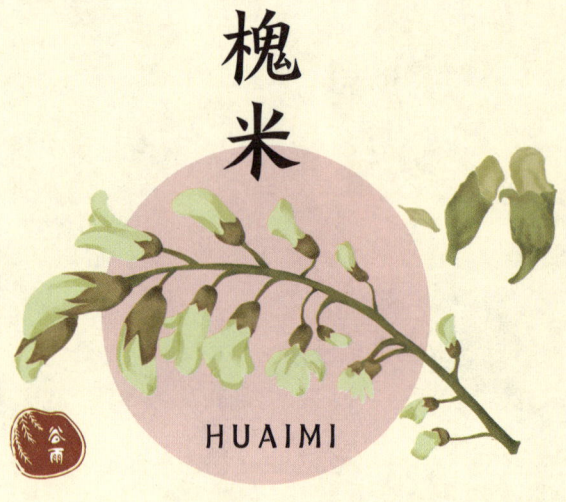

HUAIMI

谷雨时节，正值春夏之交，温暖的阳光轻抚着大地，槐树披上了嫩绿的新装，槐米恰似点点繁星点缀于枝头。槐米是豆科植物槐树还未绽放的花蕊，其名如实，未开放时槐花外观如米粒一般，如《本草纲目》中所述："其花未开时，状如米粒。"

与每年仲春开放的串串白色槐花不同，槐米披着一层黄褐色或黄绿色的外衣，略显皱缩，下部花萼如钟，先端五齿轻裂，上部则是未展露笑颜的花冠，大小不一，外覆一层细腻的白色短柔毛，触感轻柔，宛如初雪覆盖。质松脆，轻嗅之下，气弱而味微苦，却藏着不凡的药用价值。

槐树对土壤的要求不高，土层深厚处或是砂质地都可以种植。因此，槐树遍布华夏大地，以河南、山东、山西等地尤为盛产，乃至越南、朝鲜、日本及欧美亦有栽培。

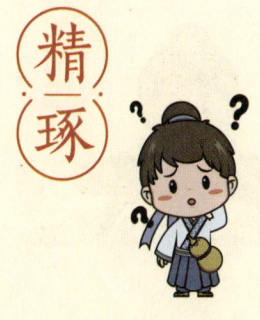

谷雨之后,槐树的花蕾逐渐成形,就到了可以采摘的季节。在花蕾成形未开放之时,及时采摘后干燥,除去枝、梗及杂质,便可准备入药。槐米味苦,性微寒,功效为凉血止血,清肝明目。现代药理学研究表明,槐米中含有黄铜,主要成分为芦丁、槲皮素、槐花皂苷等多种皂苷以及白桦脂醇、植物凝集素等,具有缩短凝血时间、抗炎、镇痛等功效。

除槐米外,槐树还有多个"宝贝"可以入药。进入盛夏,槐米就变成了一簇簇浅白色的槐花,与槐树秋天所结的槐角一样,都是药食同源的佳品。槐树的根、枝、叶经炮制后,皆可入药。

谷雨是春季最后的一个节气,此时阳气渐长,阴气渐消,要注意调养脏气,保持心情舒畅,切勿动肝火、忧愁焦虑。

【槐米菊花茶】

【材　　料】:槐米5g、菊花5g。

【做　　法】:放入杯中,加入沸水泡10min即可饮用。

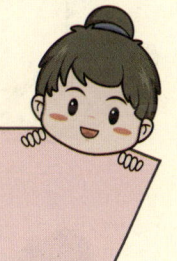

【槐米煎蛋】

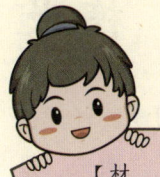

【材　　料】:槐米20g,鸡蛋1~2个,盐少许。

【做　　法】:槐米洗净,焯水。打入鸡蛋,加盐少许搅拌均匀。放入锅中,煎至金黄色即可食用。

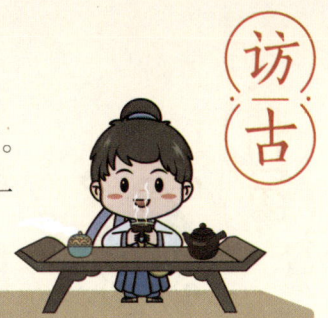

因槐树枝叶茂密、绿荫如盖，常可为行人提供阴凉。古代文人墨客常将槐树与清凉、宁静等意象联系在一起。正如白居易所写的《夏夜宿直》：

> 人少庭宇旷，夜凉风露清。
> 槐花满院气，松子落阶声。
> 寂寞挑灯坐，沉吟踏月行。
> 年衰自无趣，不是厌承明。

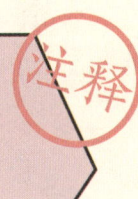

诗中描绘了夏夜人少夜凉，槐花香味满院，松子轻落台阶的景象。作者时值暮年，难免会有萧瑟无力之感，但仍怀有忧国忧民之心。

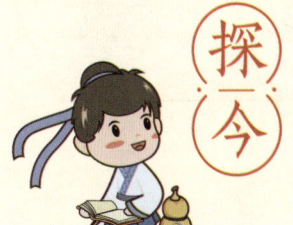

槐米

四月芳菲谷雨至，槐树相竞绽花蕾。盛夏到，蝉声起，绿叶间淡黄轻摆，清风拂过，轻轻荡漾，波浪般，舒缓曼妙，似彩墨挥洒，清新随意。槐米，是独特的存在，承载着自然的奥秘，与生命的秘密交织，诉说着人与自然的和谐。

《本草纲目》有云："槐花味苦，性平，无毒。多服令人轻身耐老。""炒香频嚼，治失音及喉痹，又疗吐血衄血，崩中漏下。"医药学家们发现，槐米，蕴含着无尽的宝藏，它们是独特的天然药物，具有治疗疾病的不凡价值，是大自然赐予我们的健康之礼。槐米，玲珑如玉，纯洁美好，寄托游子思乡寻根的愁绪。槐米，是大自然的馈赠，是医药学的瑰宝，是人文传承的象征。春事阑珊处，繁花朵朵减春愁。夏意初现时，素雪点点添清幽。栖于发梢，藏于衣角，轻落肩头，轻偎大地，铺缀一卷诗情画意……

胡雨欣
上海市延安初级中学

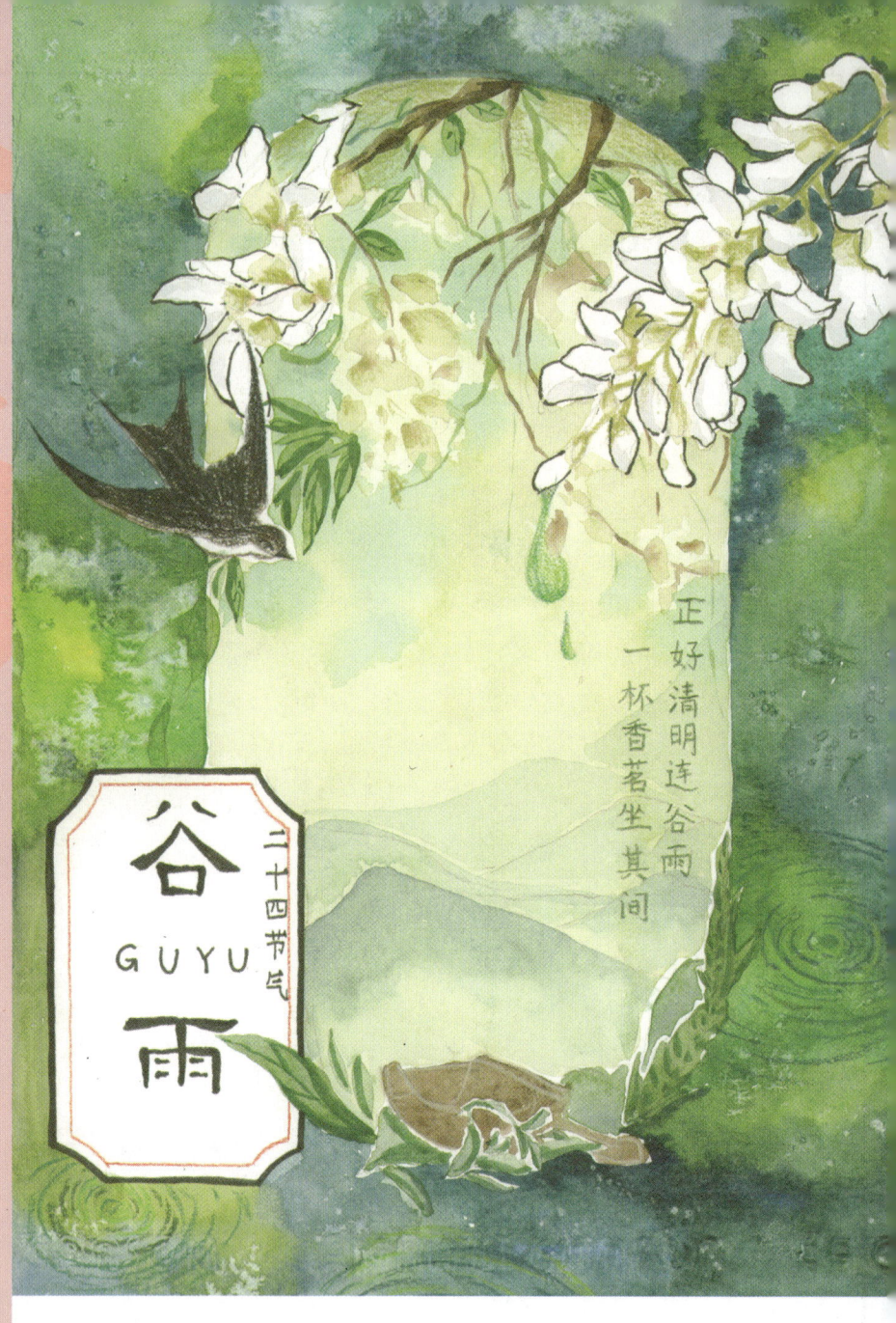

《槐米》

倪睿彤
上海市延安初级中学

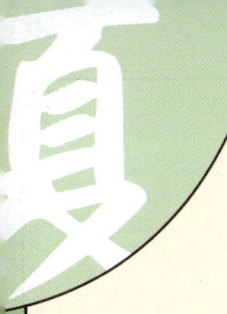
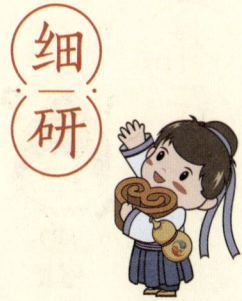

紫苏叶

ZISUYE

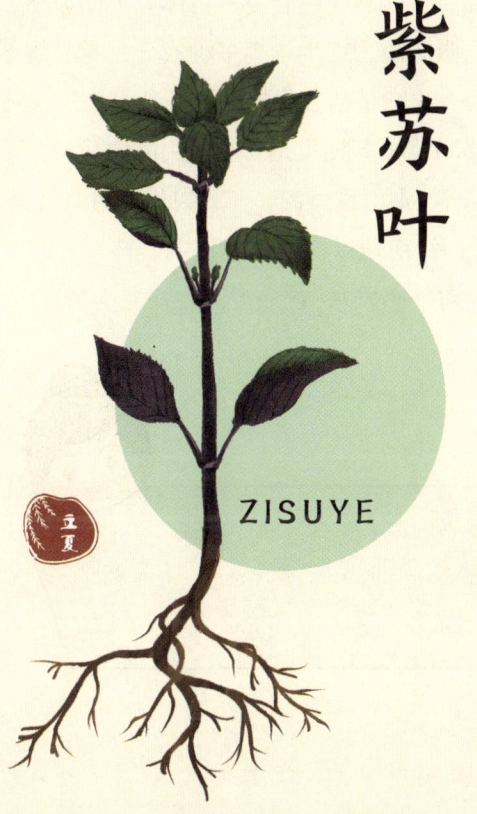

五月初,立夏时节,暖风微醺,在一片盎然的绿意中,夹杂着些许带着香味的紫色,让人不由地驻足欣赏,这似晨曦中轻舞的紫蝶便是紫苏。

紫苏,又被称为苏或者桂荏。紫苏中的"苏",从酥,有舒畅之意。《本草图经》中记载:"苏,紫苏也。旧不著所出州土,今处处有之。叶下紫色,而气甚香,夏采茎叶,秋采实。"紫苏处处有,如《本草图经》中所写的那样,在我国大部分地区都有种植,但以此作为经济作物的产区主要在江苏、浙江以及河北3个省份。紫苏喜爱温暖,可接受阳光直射,根系十分发达。

紫苏叶的外貌独特,叶片卵圆形,边缘勾勒着细腻的圆锯齿,宛如精心雕琢的花瓣。新叶初展时,两面皆覆以温柔的紫红色,渐长则正面转为翠绿,脉络间仍隐约透紫,背面则深邃如夜,两面皆披柔毛,更显其不凡。整株紫苏,远看犹披紫纱,风过处,香气四溢,恍若仙境。

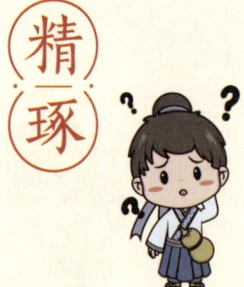

紫苏叶是一种药食同源的药材，特指紫苏的叶子及其嫩枝。入药前，需要将紫苏叶进行干燥至皱缩卷曲。紫苏叶味辛，性温，具有发汗解表、行气宽中、解鱼蟹毒的功效。现代药理学研究表明，紫苏含有挥发油、黄酮、花色苷类、甾体、类胡萝卜素、有机酸、脂肪酸、维生素等多种成分，具有解热、抗菌消炎、止咳平喘、促进肠道蠕动等作用。

紫苏能够入药的部位，不单单只有紫苏叶，紫苏梗也是一味常用的中药材。将紫苏的茎梗摘下，干燥后切断。紫苏梗味辛、甘，性微温，有宽胸利膈的功效。

立夏是夏季的第一个节气，立夏之后，江南地区气温迅速回升，降雨量和降雨的天数都会明显增多，适当食用紫苏叶对外感风寒、内兼湿滞之症尤为适宜。

【紫苏粥】

【材　　料】：紫苏叶15g，生姜3g，粳米100g。

【做　　法】：紫苏叶、生姜洗净，用水煎煮，取汁去渣；粳米洗净，加入紫苏生姜水，文火煮成粥即可食用。

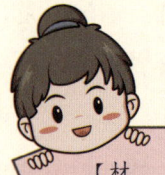

【紫苏薄荷茶】

【材　　料】：紫苏叶3g，薄荷3g。

【做　　法】：紫苏叶、薄荷揉成粗末，放入茶杯中沸水冲泡即可食用。

春夏相交之际食用紫苏叶的习俗古来有之，南宋诗人章甫曾写过一首《紫苏》，其中就记录了这样的饮食习惯。

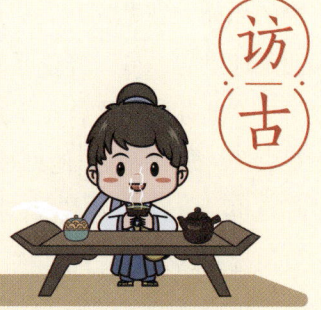

访古

吾家大江南，生长惯卑湿。早衰坐辛勤，寒气得相袭。
每愁春夏交，两脚难行立。贫穷医药少，未易办芝术。
人言常食饮，蔬茹不可忽。紫苏品之中，功具神农述。

开篇就道出了诗人是江南人士，因为地域和作息习惯，身体经常被湿、寒两气侵袭。每到春夏时节，双腿站立行走困难，又因为家中困难，无法购买昂贵的药材进行医治，只能在日常饮食中加入紫苏来缓解。

注释

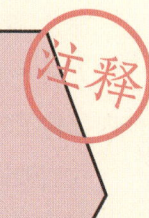

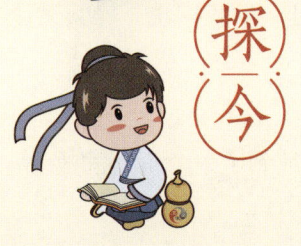

探今

紫苏之语

周围慢慢清晰了。

我这是在哪儿？

我，紫苏叶，一觉醒来，就来到了这片奇怪的红色区域。

看看周围，我似乎正身处于一堆流体中？不，不是我，是我们！周围还有好多与我一同来到这里的！

"这是怎么了？"

暮春时节，蒙蒙细雨中的乡下田野旁，有着一颗大榕树。榕树底下，是植物的乐园。花儿，草儿，数不胜数。我和与我生长在同一株紫苏的兄弟姐妹们便是那里的一员，普普通通，毫不起眼。

"紫苏的花语就是平凡。"当我们同榕树爷爷聊起时，他这么说。他的年纪很大了，据他所说，他见过我们的爸爸、爷爷、爷爷的爸爸、爷爷的爷爷……"但平凡也一定有意义。"当时我只是笑了笑，并不认可他的话——紫苏花尚且平凡，更何况我这紫苏叶呢？

他们慢慢醒过来了。

"这是哪儿？"生姜说。

"这是哪儿？"糖水说。

我记得他们，他们是和我一起来的。当时我们是在玻璃杯中，一阵天翻地覆，我们就到这里来了。

"所以我们这是在……人的肚子里？"

那是一个久违的晴天，阳光甚好，我们遇到了人。

人和经常与我们做伴的蝴蝶、蜜蜂不一样，他比他们大得多，也聪明得多。他四处转了转，最终在我们面前停下了脚步。

我们被摘走了。

"再见！"我们向乐园的伙伴们喊。

"再见！"乐园的伙伴们向我们喊道。

我们被人带回家后，他把我与我的兄弟姐妹们分开，给我们洗了澡，又让我们晒了太阳。

一直晒了好几天太阳，直到变得干干的。

那人又来了，把我们装在了一个袋子里，又把袋子放到了一个箱子里。

箱子里。

在晃动平息后，我们开始和别的袋子里的朋友打招呼。

"你们好！唇形科，紫苏属，紫苏！"这是我们的问好，同时也是我们介绍自己的方式。榕树爷爷说人也会用相似的方式介绍——"他们会说自己来自什么地方。"

"你们好！姜科，姜属，姜！"他们和我们的关系不算近，只是都是被子植物门的。

"你们好！葡萄科，葡萄属，葡萄！"他们和我们的关系近不少，可以追溯到唇形目。

"你们好……"

……

不知过了多久，又是一阵晃动。

箱子被打开了，是另一个人把它打开的。这个人看上去要比原先那个老得多。"很不错啊！"他将我们一袋袋分开，装进了一个个柜子里。

我们在柜子里生活了不短时间。

某天。

"风寒感冒啊，我看看……"我们的柜子被拉开了，"嗯……紫苏叶，祛风散寒，止咳化痰，促进消化，抗炎，降血糖……不错。"那个老人将我们拿了出来。

他又念叨着将其他植物拿了出来，之前在车上遇到的生姜也在其中。

"……除此之外，紫苏叶、冰糖、生姜泡水喝，可以发散风寒。"他将我们递到另一人手中。

那人将我们带回了家，将我们、生姜、冰糖在水中泡开了。

"这是我们的任务？帮助治好他的风寒？"

"对，没错！"

被消化吸收后，我分解成了许多细小到不能再细小的微粒，流淌在血液当中。

我是紫苏叶，一个来自被子植物门木兰纲唇形目唇形科紫苏属的紫苏的叶，平凡但有意义的紫苏叶。

"哇！这药可真管用啊！真是不可思议！"

我想，我找到我的意义所在了。

王贤哲
上海市新泾中学

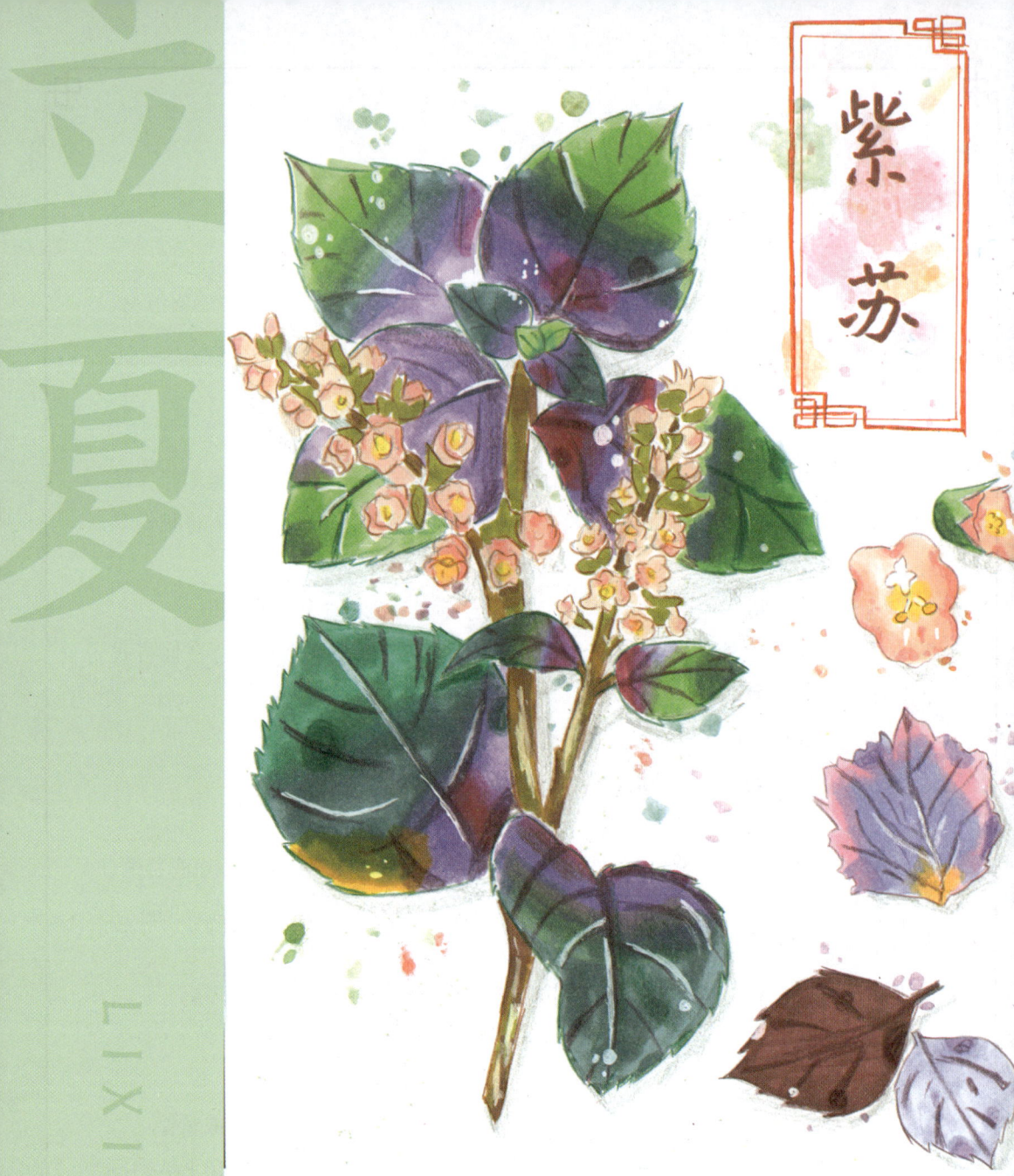

《紫苏叶》

励欣蕊
上海市延安中学附属省吾中学

《紫苏叶》

郁宗中
上海市延安初级中学

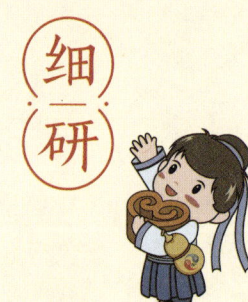

细研

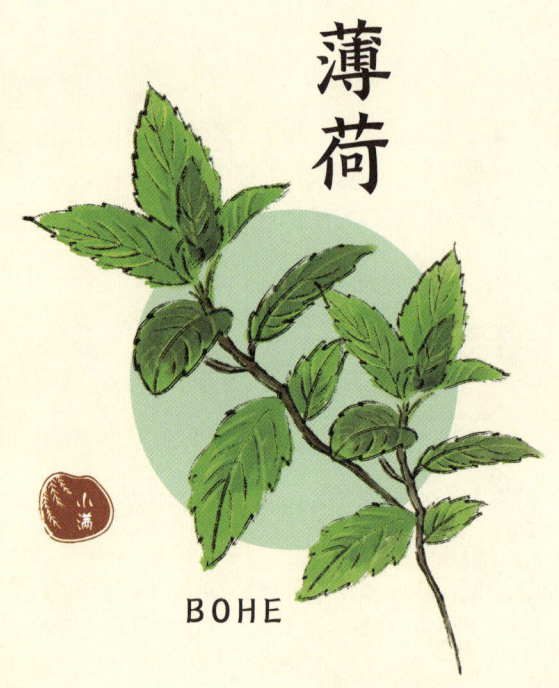

薄荷

BOHE

祖国传统医学的草药中，并非全都是我国的本土植物，也有不少的舶来品。薄荷就是其中的一种。关于薄荷的记载，最早可以追溯到西汉时期，虽未直接记载是由谁以何种方式引入中国，但可以猜测薄荷进入我国与古代丝绸之路贸易密不可分。

薄荷的名字，最早源于希腊语"mentha"，意为"神的香"，传入我国后，翻译为薄荷，因其特殊的香气深得人们的喜爱。

谈及产地，薄荷遍布全球，从遥远的西伯利亚到东方的神州大地，从北美的广袤平原到亚洲的湿热雨林，皆有其身影。在我国，薄荷主要生长在江苏、湖南等地，其中以江苏苏州生长的薄荷为最佳。

薄荷是一种唇形科植物，它的茎杆十分特殊，不是我们常见的圆柱形，而是方柱形，茎上会长出相对而生的分枝。薄荷的植株高一般在60~90cm，单株的直径一般在2~8mm。它的表面颜色呈紫棕色或淡绿色，在叶子的外缘上会有一圈细小的棱角，在棱角上还长着茸毛。

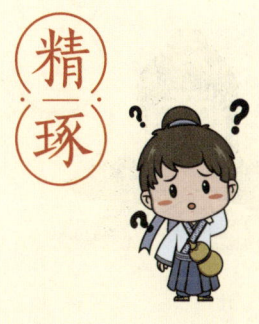

在日常生活中,薄荷作为一种香味独特的香草点缀着人们的生活。它的嫩叶常常是夏天清凉甘甜饮品中不可或缺的"点睛之笔",也可能是午后甜品上的一个点缀,出现在我们的身边。明朝早期的植物学图谱《救荒本草》中曾有记载:"采苗叶煠熟,水浸淘净,油盐调食。"我国很早就有食用薄荷嫩叶的习惯了。薄荷以全草入药,不单单是我们常见的薄荷叶,其茎杆也都有药用价值。

薄荷味辛,性凉,可发散风热、清利咽喉、透疹解毒、疏肝解郁。从现代药理学分析,薄荷中含有挥发油,其中主要成分为薄荷烯酮、莰烯、蒎烯、柠檬烯、迷迭香酸和兰香油烃。正是这些挥发油,让薄荷能够散发出一种独特的香气。

小满作为夏季的第二个节气,此时昼夜温差仍然较大,有时候白天炎热,早晚却清凉如春。小满到来,降水逐渐增多,雨量逐渐增大,温热夹湿的天气,容易使身体阳气受损,体内湿气增加。

【薄荷粥】

【材　　料】:薄荷15g,粳米100g。

【做　　法】:薄荷煎汤,取汁,备用;再将粳米煮成粥,待粥将熟时加入薄荷汤,煮沸即可食用。

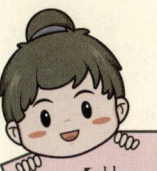

【薄荷消暑茶】

【材　　料】:薄荷3g,藿香6g,香薷6g。

【做　　法】:共研为末放入杯中,加入沸水泡15min即可饮用。

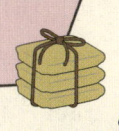

访古

使用薄荷制作饮品，并非西方流入的方法，也不是现代人的巧思，而是我国自古便有用薄荷泡茶的传统。在南宋宰相李纲的《献花铺次壁间韵》中就有相应的记载。

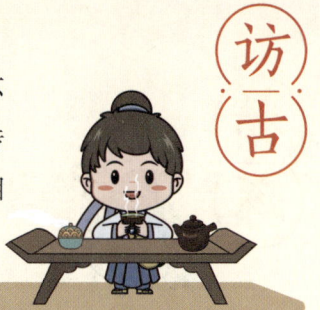

我亦乘桴向海涯，无人复献雨中花。
却愁春梦归吴越，茗饮浓斟薄荷芽。

注释

李纲写这首诗时，正值流放海南琼州。在潮湿的雨季，诗人思念起家乡，江南每逢潮热多雨，就流行喝薄荷茶，以祛湿解郁。此诗也间接说明在北宋江南地区，薄荷茶是较为流行的祛湿解暑饮品。

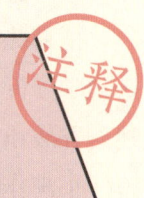

探今

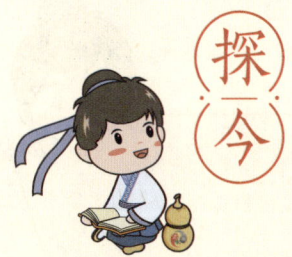

含口清凉，嘴间是薄荷味的盛夏

夏天的第二个节气到来，小满伴着稍许炎热的风一并吹到了眼前。暑假期间，我应朋友的邀请，去了城市以外的朋友家做客。

乡下开阔的院子里，种满几片青绿色的土地。夏季的热浪袭来，我也觉得总有一丝清凉在我身边环绕。于是，我耐不住好奇心，便开口询问："这几片土地上，种的是什么？"朋友走来，应声回答道："这是薄荷，你喜欢的话，可以摘几株下来尝尝。"我有些惊讶，蹲下，静静观察着薄荷。

阳光洒在泥土上，也照耀着成群生长的薄荷。薄荷的叶片边缘呈锯齿状，而叶片有的是椭圆形，有的则更圆些，看起来各有特点，令我对这绿色的植物更好奇了。

听到朋友的叫喊声，我回过神来，跟随她进了屋。她的母亲恰好走过来，因为听朋友说过她是一名中医，打过招呼后，我开始询问关于薄荷的中医药知识。

朋友的母亲笑而不语，转身走进厨房，拿出一小碗薄荷，又拿了一个茶壶。她轻轻将洗干净的薄荷放入茶壶中与水一同煮沸。没过多久，我就闻到了像院子里那样的淡淡清香，原来这就是我所感受到的那抹清凉。茶煮好后，倒入杯子的那一瞬间，沁人心脾，是我在夏天从未感受过的气息。

朋友的母亲也顺势开了口："最近正好是小满，夏天变得湿热，气候也会随着湿热让体内的湿气增加。"说着，把盛有薄荷的茶杯推至我面前。

"尝尝吧。"

我含一口清凉，嘴间就绽放出薄荷味的盛夏。

接着，品了品杯中的茶，清新怡人，它并不像那些重口味的调料一样直接带来味觉的冲击，而是渐渐浸入体内。薄荷的香气从院子里飘到屋内，从屋内飘到心里，将炎夏的闷热一步步驱散。

见我久久没缓过神来，她又继续描述着这神奇的草药。

"其实薄荷不单单可以泡茶，如果与黄瓜一起，可以制成小满露。毕竟光听名字就知道，它也是在小满来临时祛湿的不错选项。"我听着她的话，似懂非懂地点了点头。

我望向窗外，乌云渐渐笼罩的天空瞬间被洒上灰色墨水，天空顿时一片寂静，雨离我们越来越近，很快就移到了院子上空。

我有点担忧，走到门口看了看雨势。

"阿姨，下了雨，薄荷还能存活下来吗？"我又问道。

朋友的母亲听出了我语气里藏不住的担忧，脸上露出一抹浅笑。

"放心，薄荷的生命力可没有你想象的那么脆弱。"

没过多久，雨就停了，空气变得更有自然气息，小路上的泥泞还未干，我就急着去检查薄荷怎么样了。我走到院子里，被眼前的一幕惊到了。果真像阿姨说的那样，薄荷不仅没被雨水浇灌淹没，相反，晶莹剔透的雨滴和水珠挂在薄荷叶上，显得那抹青色多了一丝自然的感觉。阿姨早就跟在我身后，见我蹲下仔细地观察薄荷的变化，便没有打扰。

等我站起身来，她才开口告诉我："薄荷不仅不怕雨，它还是一种喜欢温暖湿润生长环境的植物。"我似乎想到了什么，便继续补充她的话。"原来是这样啊,看来小满也是个适合薄荷生长的节气呢。"我又在这块土地周围转了几圈,得出更多结论。

"是不是土壤和它的生长也有关系?"我踩了踩周围的土壤,发现土壤湿润着,里面似乎有些雨水钻了它的空隙。

"猜对了。"她点点头,"下过雨后,只有避免土壤积水或阳光暴晒,种出来的薄荷,才是最新鲜,最清凉的。种出来的薄荷品质越好,当做草药用才具有更好的功效。"说罢,她又从一旁的凳子上拿了竹筐采了些薄荷,我边帮忙弯腰采摘,边听着阿姨讲述薄荷的功效。

"薄荷也是重要的药食同源植物,既可以驱散风热,又可以治疗许多病症,甚至还可以作为原材料出现在人们的视野里。"我越听越入迷,恍惚间点点头,就随她回屋了。

回到家之后,阿姨送我的那盆薄荷我一直放在阳台上养着。

"原来中医药文化也这么有趣啊!"我时常感叹道。

自那之后,每当我沏了薄荷茶,都会想到薄荷在那个小满时节为我带来的震撼,就像当时所说的一样。

何京奕

上海市新泾中学

小满 薄荷
Grain Buds

XIAOMAN

《薄荷》

滕诗媛
上海市延安初级中学

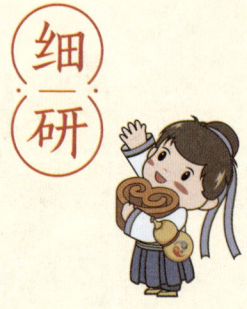

藿香

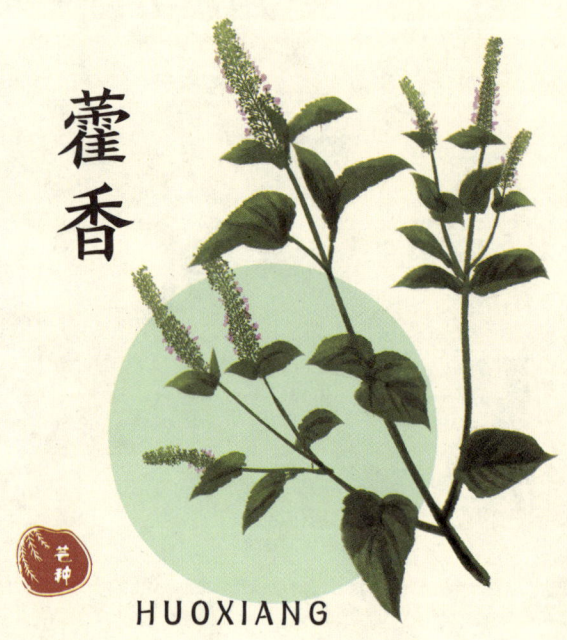

HUOXIANG

时值芒种，天气渐热，不少蚊虫苍蝇开始活跃。草坪上，有一簇簇直指天空的锥形花串，展现着勃勃生机。它茎秆挺拔，枝叶繁茂，叶片心状卵形，翠绿欲滴，仿佛自然精心雕琢的翡翠，散发着淡淡的清香，引人沉醉。令人称奇的是，在它们的四周，看不到任何飞虫的身影。这个植物就是藿香。

藿香是一种唇形科多年生的草本植物。如《本草图经》中所描绘的那样："藿香旧附五香条，不著所出州土，今岭南郡多有之，人家亦多种植"。藿香的生长足迹可以遍布我国各地，尤其是南方那温暖湿润的土地，更是生长得枝繁叶茂。广东高要、肇庆，海南万宁，以及云南临沧，这些地方拥有充足的阳光与丰沛的雨水，所产出的藿香品质上乘，成为同类药材中的佼佼者。

而关于藿香名字的由来，可参考《本草纲目》中的记载："豆叶曰藿，其叶似之，故名。"藿香的外观与当时较为普及的野菜藿豆有着惊人的相似之处，再加上它本身所散发出的那股特殊的香气，使得人们不由自主地将其与藿豆联系在一起，并赋予了它"藿香"这一美名。这不仅仅是一个名字的传承，更是人们对自然之美的赞美与敬仰。

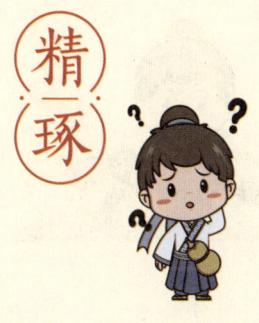

作为药材的藿香，可以分为2种，分别是广藿香与（土）藿香。目前中医临床普遍认为，广藿香在质量方面优于（土）藿香。藿香药用部位主要是叶子，每年六七月的时候摘下，晒干成黄色。藿香叶子被晒干的过程中，会散发出一阵阵特殊的香味。

从传统医学的角度来看，藿香味辛，性微温，具有化湿、解暑、止呕的功效。藿香中含有蛋白质、氨基酸、维生素以及铁、铜、锌、锰、钙等人体必需营养元素，还具有挥发油类（广藿香醇、刺蕊草烯、愈创木烯、广藿香烯、广藿香酮等）、黄酮类（芹菜素、金丝桃苷、金合欢素）、植物甾醇等成分。具有保护胃肠道黏膜、调节胃肠道功能，镇吐、抗菌等作用。

芒种后常有高温天气，降雨增多，空气湿度增大，暑湿影响人体脾胃运化功能，容易出现头痛头晕、食欲不振、消化不良、腹泻等暑湿症状。适当饮食藿香，可起到消暑祛湿的作用。

【藿香茶】

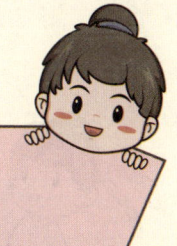

【材　　料】：藿香10g，绿茶3g。

【做　　法】：两者置于杯中，沸水冲泡，盖闷20min即可饮用。

【藿香薏苡仁粥】

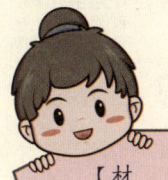

【材　　料】：藿香15g，薏苡仁30g，大米100g。

【做　　法】：薏苡仁与大米同煮，熬成稠粥，加入藿香，继续用小火煨煮片刻即可食用。

除了作为药材外，未成熟的嫩藿香也是一种常见的野菜，可以采摘下来与鸡蛋同炒，或是做成蒸菜。晚清洋务运动的兴办者、有"晚清中兴四大名臣"之称的张之洞曾写下《古风八首（其二）》，记载了藿香的食用习俗。

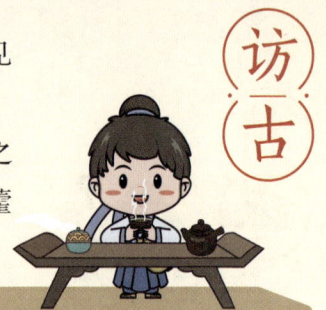

上山采苦菜，青青不盈筐。暮春茁寸玉，食之生清凉。
菲薄野人味，岂荐鼎俎旁。自殊春荼甘，敢望秋藿香。
贵人餍刍拳，肠腐亦当防。为君已内热，恐君不能尝。

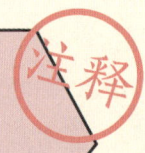

诗人借食物抒情咏志，批判清末权贵耽于享乐不思报国，而诗人因一腔报国热情，无法与他们同流。

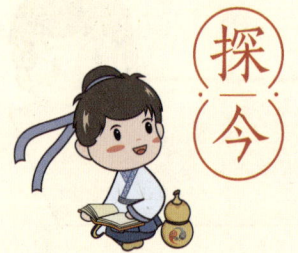

时光悠悠药草香

时光知味，岁月沉香。每次路过街边的中药店，那丝丝缕缕清苦的药香就让我想到家乡的藿香和外婆。

丝缕藿香，带我梦回在河堤田野奔跑的儿时。乘船到岸后再翻过一个小坡，眼前的村落就是我的外婆家。在这里，我度过了童年的暑假。那时，我经常头戴外婆的大斗笠，一路小跑着跟在外婆身后，东瞧西看。外婆一边拔着田间的杂草，一边不时回头看我，间或笑意盈盈地嘱咐我："今儿是大暑，太阳毒着呢，仔细别晒伤了，去树阴下坐着。"我嘴里一边应着："好的，外婆。"一边撒欢地跑向山坡，挥舞着从草丛中折的狗尾草。不多时，太阳就把我晒蔫了。

或是我安静得异常，外婆含着担忧的话语从田间传来："乖仔，怎么安静下来了。"我只能老实交代："晒的头晕想吐了，外婆。"外婆立刻转身回山坡里去，回来的时候手中攥着几株紫色的小花。

回到家后，外婆拿出了药炉和芭蕉扇。不多时，伴随着药壶中咕噜咕噜的沸水翻滚的声音，清苦的药草香飘荡在院落里。外婆盛出一碗，把药端送到我的嘴边。"苦！"尝了一口后，我的眉头立刻皱了起来。外婆一边轻轻地晃动着汤药碗，一边说："这叫藿香，明朝时候云南有叛乱，政府派兵镇压，谁知道士兵水土不服，当地郎中就以藿香入药，熬制成汤水让士兵们服用。果然药到病除，士兵们接着就打了一个胜仗。当地老百姓送上名号'正气军'，所以这个就有了'藿香正气水'一名。这是大自然的馈赠。"听完这个故事以后，我顿时觉得汤药没那么难以下咽了。汤药入口虽然苦涩，但是我的鼻尖却仿佛萦绕着一缕清苦的药香，顿觉神清气爽。

又是大暑，再次路过街边的中药店，我仿佛又嗅到了白瓷碗中清苦的药香。清风揽着药香，又将我送回了外婆家的山坡。太阳透过层层树叶，斑驳地洒在田野草丛上，藿香伴着微风轻轻飘动。

陈佳辉

上海市天山第二中学

枸杞子

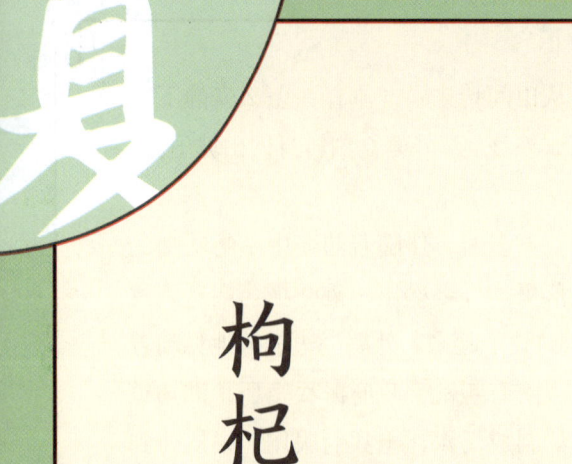
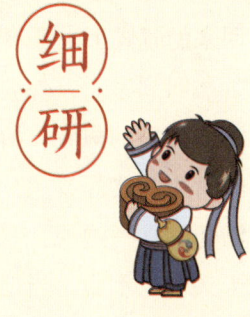
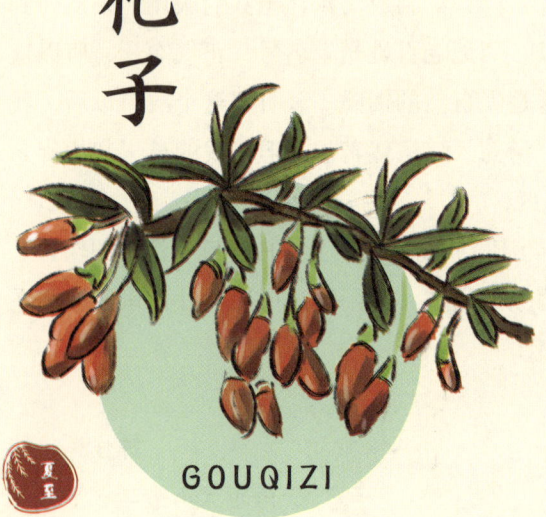

GOUQIZI

每到夏至，天气微热，我国北方的山坡上，小路旁，乡村边，会冒出一丛丛挂着红色果实的枝条。这晶莹剔透的红色果实，便是大自然的红宝石——枸杞子。因其棘如枸之刺，茎如杞之条，故而将2种树的名字合二为一，得名枸杞子。

枸杞，茄科枸杞属多年生木本植物，在我国宁夏、青海、甘肃等地被广泛种植。它的形态特征是枝条细弱，呈弧形下垂，叶片通常为卵形、卵状菱形或卵状披针形，颜色鲜绿。花朵为紫色，漏斗状，花冠筒部稍短于檐部裂片，展现出优雅的身姿。

枸杞的生长环境较为特殊，喜欢生长在沙质土壤中，对排水性要求良好，而且耐旱、耐寒能力都很强。这使得它能在恶劣的自然环境下生存并茁壮成长。此外，枸杞的生长周期长，收获了充足的阳光照射，这也使得果实吸取了大量的养分。

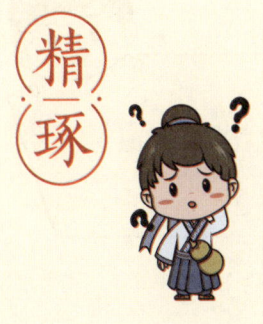

精琢

枸杞子是枸杞的成熟果实，是最常用的入药部位。《本草纲目》中赞誉它"久服坚筋骨，轻身不老"。祖国传统医学认为枸杞子味甘，性平，既不过于寒凉也不过于燥热，适合多数人服用，具有平补肝肾、明目、润肺的功效。从营养学的角度来看，枸杞子富含多种维生素，特别是维生素A和维生素C，对保护视力、增强免疫力都有很大的帮助。同时，还含有丰富的矿物质和氨基酸，对身体发育和健康都非常重要。

枸杞的根皮也是一个重要的入药部分。将枸杞根皮去除杂质以及残留的木心，洗净后切段、切丝晒干后，便成了地骨皮。《千金方》中记载的枸杞汤，所用的枸杞便是地骨皮。

夏至，是太阳直射地面位置达到一年最北端的时候，因为地球自转轴倾斜，夏至是北半球一年中白昼最长的日子，也就是常说的昼长夜短现象。夏至后，气温逐渐升高，湿度开始增大，会出现雷阵雨等夏季典型天气。

在祖国传统医学中，夏至是阳气最旺的时节，这个时节可以适当的食用一些枸杞子。

【枸杞子菊花茶】

【材　　料】：枸杞子一把，菊花5朵，红茶包1个。

【做　　法】：将以上3种材料放入杯中，加入沸水泡10min即可饮用。

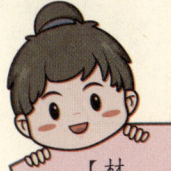

【枸杞子蒸蛋羹】

【材　　料】：枸杞子10g，鸡蛋2个，温水200mL，盐少许。

【做　　法】：将鸡蛋打散后加入盐和温水，再加入洗净的枸杞子，混合均匀后过筛倒入蒸碗中，盖上保鲜膜，蒸锅上汽后蒸15min即可食用。

【枸杞燕麦饼干】

【材　　料】：燕麦片100g，枸杞子20g，蜂蜜适量，鸡蛋1个。

【做　　法】：将燕麦片、洗净的枸杞子、鸡蛋和蜂蜜混合，搅拌均匀，做成小圆饼，放入烤箱，180℃烤15min即可食用。

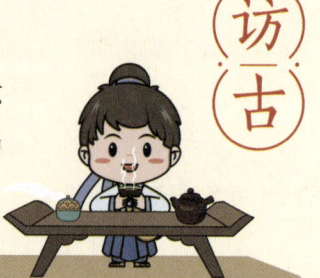

访古

北宋文学家苏轼是一位枸杞子的爱好者，曾因不忍野生枸杞子被牛羊啃食，便将其一直到自家园圃中进行养殖，并写下《小圃五咏·枸杞》：

神药不自閟，罗生满山泽。日有牛羊忧，岁有野火厄。
越俗不好事，过眼等茨棘。青荑春自长，绛珠烂莫摘。
短篱护新植，紫笋生卧节。根茎与花实，收拾无弃物。
大将玄吾鬓，小则饷我客。似闻朱明洞，中有千岁质。
灵厖或夜吠，可见不可索。仙人倘许我，借杖扶衰疾。

注释

诗中，诗人不但向读者展示了枸杞子的植物特性，还表达了对枸杞子的喜爱之情。苏轼将枸杞子称作"绛珠"，小可招待客人，大可延年益寿，可遇不可求，是需要仙人赠予的"神药"。

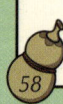

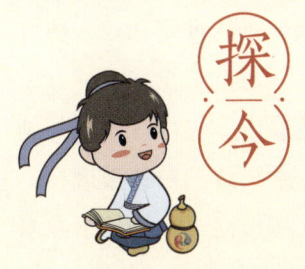

夏至枸杞情
——中医药博物馆的奇妙之旅

一杯香气浓郁的枸杞子茶，在夏至的午后缓缓升起袅袅热气，开启了我和妈妈一场心灵的探索之旅——关于夏至与枸杞子，以及中医药博物馆的奇妙邂逅。

一进中医药博物馆的大门，仿佛被一股神秘而古老的气息包围。馆内的陈列丰富多样，各种珍稀的中草药标本静静地躺在展柜中，仿佛在诉说着千年的故事。这些草药不仅形态各异，而且蕴含着深厚的中医药学知识，让人不禁为之赞叹。

在展厅中，我们的目光被一株株草药吸引。其中，枸杞子红艳的果实尤为引人注目。妈妈轻轻地告诉我，枸杞子是中医药中的瑰宝，它具有滋补肝肾、益精明目的神奇功效。而且，枸杞子在夏至时节果实成熟，整年都可以入药，是中医常用的滋补药材之一。听到这里，我对枸杞子产生了浓厚的兴趣，想要更加深入地了解它。

在博物馆讲解员的介绍下，我们深入了解了枸杞子的生长环境和采摘过程。枸杞子喜欢温暖干燥的气候，对土壤的要求也比较严格。在宁夏地区，因为得天独厚的自然条件而品质优良，那里出产的枸杞子被誉为"宁夏红"。讲解员还告诉我们，每到夏至时节，枸杞树上就会挂满了红彤彤的果实，工人们需要即时采摘。这个过程不仅需要人们付出辛勤的劳动，还需要掌握丰富的经验和技巧。

在了解了枸杞的基本知识后，我和妈妈接着参观了博物馆的枸杞展区。那里展示了枸杞的种植、采摘、加工和使用的全过程。我惊讶地发现，枸杞子不仅可以入药，还可以用来泡茶、炖汤、做糕点等。它的用途竟然如此广泛！这不禁让我想更加深入了解枸杞。同时，我感受到了中医药学的博大精深以及具有的独特魅力。

在博物馆的一角，我还发现了一个小小的互动区。那里摆放着一些枸杞子的样品和相关的知识问答卡片。我和妈妈通过互动学习的方式兴致勃勃地了解了枸杞子的奥秘。我们在轻松愉快的氛围中，讨论着枸杞子的神奇功效，仿佛置身于一个充满智慧和乐趣的中医药世界。

参观完中医药博物馆，一回到家，我就迫不及待地取出一包色泽诱人的枸杞子，它们颗颗饱满，红得如同夏日的夕阳。我拿起一个精致的白色玻璃杯，用温水轻轻洗净，然后小心地将枸杞子放入杯中。热水缓缓注入，枸杞子在水中慢慢舒展开来，散发出淡淡的清香，整个房间都弥漫着温馨而宁静的气息。"妈妈，快来尝尝我为你泡的枸杞子茶。"我满怀期待地喊道。妈妈微笑着走过来，看到桌上那杯热气腾腾的枸杞子茶，眼中闪过一丝惊喜。"这是你泡的吗？"她温柔地问。我点了点头，将茶杯递到妈妈手中，"是的，妈妈。希望这杯茶能带走您的疲惫，祝您天天开心！"妈妈接过茶杯，轻轻吹了口气，轻啜起枸杞子茶来，闭上眼睛，细细品味着甘甜与清香，脸上洋溢着满足与幸福的笑容。"真好喝，孩子。你的心意比这茶还要甜。"妈妈说着，同时也为我倒了一杯茶，"来，我们一起喝。"我接过茶杯，也学妈妈的样子品尝起来，那浓郁的枸杞子香在舌尖缓缓化开，仿佛又将我带回了博物馆中那个充满神秘与古老的中医药世界。我和妈妈相视一笑，那份默契与温馨，比任何言语都要更加珍贵……

唐嘉杰
上海市西延安中学

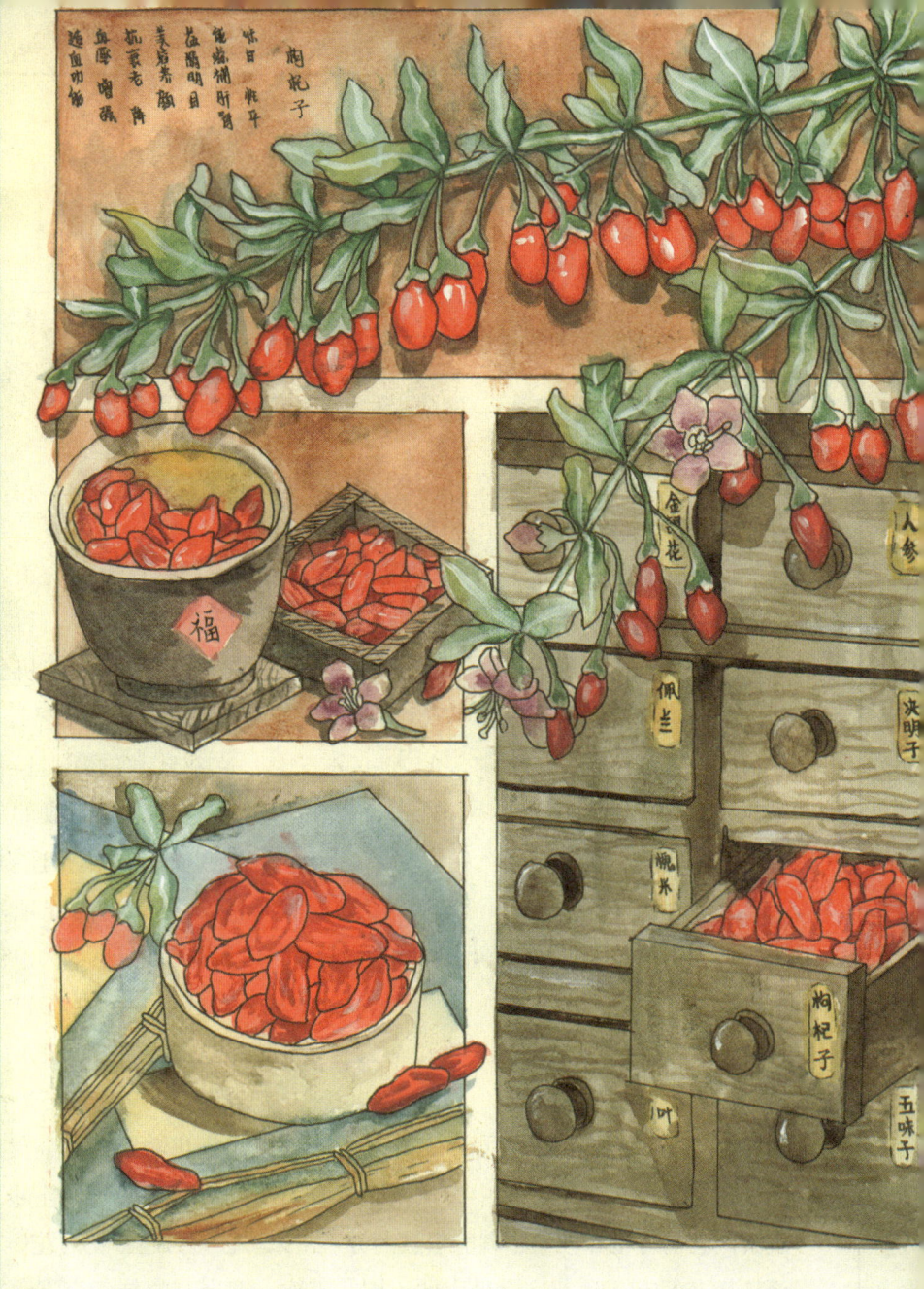

《枸杞子》

陈月玥
上海市西延安中学

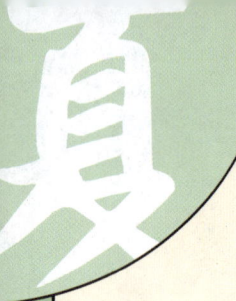
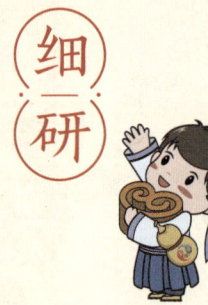

细研

连翘

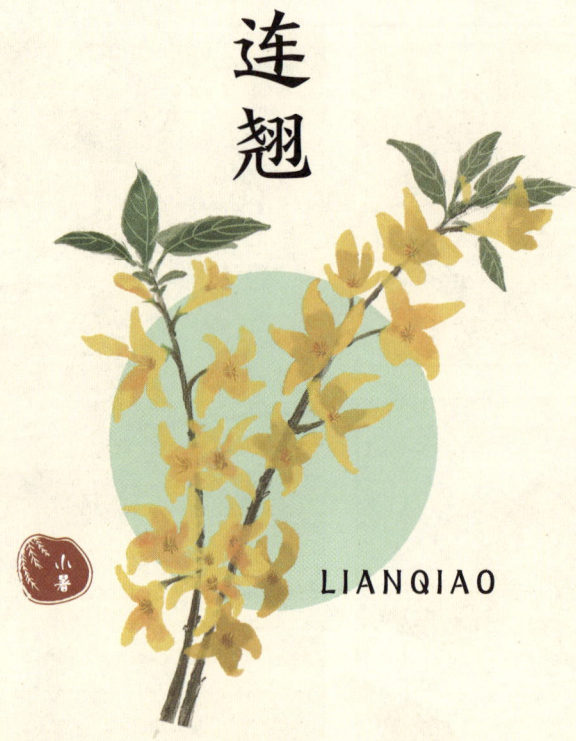

LIANQIAO

　　七月，夏季正式开始，在阵阵的蝉鸣中，目之所及皆是一片绿色。在生机勃勃的植物中，有一簇灌木显得尤为特殊。它在叶片的背面长着一颗颗的青色如纺锤一般的果子，这种特殊的灌木就是连翘。

　　夏天里的连翘，如果不看特殊的果子形状，很难让人一眼认出。若是在春天，连翘的辨识度极高，让人一眼就可认出。三四月的路边，连翘花在树枝上总是三三两两的拥在一起蓬勃绽放，由四片花瓣组成的金黄色十字，仿佛一串金色的风铃，在风中迎风招展。有人会把迎春花误认为连翘，只要仔细观察两者的花型和枝条，就能很好的分辨出来。首先，迎春花的花瓣有5~6片，而连翘花只有4片，这是最大的不同。其次，迎春花的枝条会下垂，而连翘的枝条则是向天而生。八月，连翘花会逐渐凋零，开始结出青色果实，再等到十月，果实又变成金黄。将它摘下，便可制成中药。

　　连翘作为木犀科落叶灌木，耐干旱，但更喜欢阳光充沛、气候湿润的地方，它对土壤并不挑剔，在中性、微酸或碱性土壤中均能生长。连翘适应性强，但是能够入药的连翘主产于山西、河南、山东等地。

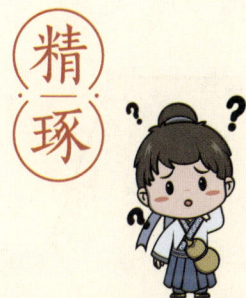

精琢 连翘的入药部分是果实。在连翘果实成熟后，摘下、晒干、去除杂质，就可以变成一味中药材。连翘味苦、性微寒，可清热解毒、消痈散结、疏散风热。晚清中西医汇通学派的张锡纯所著的《医学衷中参西录》中曾有记载："连翘，具升浮宣散之力，流通气血，治十二经血凝气聚，为疮家要药。能透肌解表，清热逐风，又为治风热要药。"现代药理学研究表明，连翘中含挥发油，主要成分为 β-蒎烯、α-蒎烯等，以及连翘酚等多种苯乙醇类、连翘苷等木脂素类、三萜类及香豆素等。对金黄色葡萄球菌、肺炎双球菌、痢疾杆菌、人型结核杆菌、百日咳杆菌，以及流感病毒等具有抑制作用。

连翘结果时，正是小暑节气，天气开始逐渐炎热。虽然还未到一年之中最热的时候，但白天户外活动后，难免会觉得燥热，这时候，用泡一杯连翘消暑茶是不错的消暑选择。

【消暑茶】

【材　　料】：连翘、淡竹叶各 10g。

【做　　法】：同置于杯中，沸水冲泡，代茶饮。

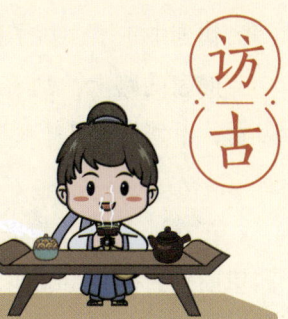

访古 连翘除了可以药用，又因其对生长环境要求不高，有土便能在早春开花的特殊植物属性，让连翘花叶成为了很多文人墨客笔下的"常客"。其中，就有一首不知名的诗人曾写过一首《咏连翘花》。

连翘花开漫枝稠，金铃串串惹怜忧。黄光远望欲夺目，寿丹近看半含羞。

不与桃李争荣茂，偏将迎春比风头。惜花何需奢沃土，芳菲独向石缝留。

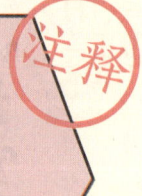

整首诗歌以连翘花为题材，通过"金铃串串""欲夺目""半含羞"等词汇，形象地展现了连翘花的美丽、独特品格以及顽强的生命力。同时，也寄托了诗人对美好生活的向往和追求，以及对连翘坚忍不拔精神的赞美。

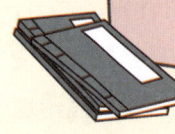

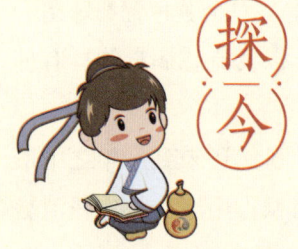

"暑"中翘楚

"倏忽温风至，因循小暑来。"

不知不觉中，小暑追随着夏至的脚步而来。烈阳炙烤大地，蝉鸣烦扰心神，无不昭示着盛夏的降临。

大热天里，一群孩子正在公园里嬉戏玩耍。他们的脸全都红扑扑的，时不时会有热汗淌过脸颊，看起来应该十分难受。不过，他们每个人的脸上都洋溢着快乐的笑容，并且正在乐此不疲地你追我赶，毫不在意那炙热的阳光给他们带来的阻碍。

快到中午了，孩子们都依依不舍地被家长叫回家吃饭。

回家的路上，刮着一阵阵的风，刚出过许多汗的一个小女孩被风吹的浑身发抖，不禁打了几个喷嚏，哆哆嗦嗦地连忙跑回家了，然而当晚她就发热了。

四天后的中午

正在沙发上看着报纸的老人突然被一声爷爷打断了思绪，原来是他刚从公园里回来的孙女在喊他，只见她换上拖鞋之后就急冲冲地朝他跑来。

"爷爷，爷爷！我跟你说，我这几天在公园里玩的时候都没看到隔壁的凌姐姐，回来的时候忍不住去他们家问了一下。原来，凌姐姐前几天出去玩时感冒了，好几天了还没好呢！说她嗓子很痛，咳出来的痰都是黄色的，口干舌燥一直想喝水，还特别怕热。真不知道凌姐姐怎么会这样，我以前感冒的时候很快就好了呀！不过凌姐姐好像和我不太一样。爷爷，您不是说您以前当过中医吗，您说凌姐姐她这是怎么了呀？有什么办法能快点让她好起来吗？"小女孩焦急地询问。

"别急，那小娃应该是患了风热感冒啦！小暑过了天热，风一吹容易着凉，要用连翘煎水给她喝下去，几天以后就可以好得差不多了。"老人不慌不忙地回答，右手摸了摸她的头安抚她。

小女孩疑惑地开口："啊？连翘是什么呀？没听过。"两只大大的眼睛紧盯着老人，等待着他给出答案。

老人笑了笑，耐心地给她科普："连翘，是一种中药材，可以用来治病，能清热解毒，消肿散结。痈疽、瘰疬、乳痈、丹毒、风热感冒，温病初起，温热入营，高热烦渴，神昏发斑，热淋尿闭，都可以用它。它呢，多丛生于山野荒坡间，各省也有栽培。"

"哦，原来如此！那我们怎么才能得到连翘呢？连翘长什么样呢？"小女孩低下头苦闷地思索。

"哈哈，我们家附近不就有一家草药店吗？我带你去买回来你就知道啦！"于是，爷爷带小女孩出门了。

路上，小女孩蹦蹦跳跳，爷孙俩很快就到了。

"黄老板！我们来买药！"老人笑着和草药店老板打了声招呼。

"您来啦！哟？这是带您孙女一起过来买药啦？"老板笑着回应他，乐呵呵地看着小女孩。

"是的，是的，我带她来认认草药！麻烦你帮我拿60g老翘，平分成6份。"老人边说边掏出了口袋里带的钱，交给了他。

"好嘞，我这就去帮您拿去！"老板接过了钱之后，转身去抓药。

"何老，您的老翘来啦！"老板利落地抓完药并且称量好就用牛皮纸打包起来将药包递到了他的手里。

"谢谢你啊，我走啦！"言罢，便提着药包，牵着孙女往回走了。

回到家后

老人将其中一个药包拆开，并指着里面的连翘对小女孩说："孙女，你看啊，这就是连翘，但是呢，连翘也分青翘和老翘。这是老翘，它药味苦，性微寒，样子是卵球形、卵状椭圆形或长椭圆形，先端喙状渐尖，表面疏生皮孔。用它来煎汤和能清热解毒，但是如果服用了之后出现了过敏症状，也就是皮肤出现红斑、发痒、呼吸困难等，要立即停止服用，去看医生。"

"哦，我懂了！所以只要把它弄成汤喝掉，感冒就会好对吧？"小女孩自言自语。

"是的，所以我们现在要先把这包拆开的老翘煎好汤，然后带着汤和剩下的药包去找你朋友的父母告诉他们怎么煎汤。"说完，他就带着小女孩去煎药了。

"首先，要将10g老翘加适量的水，再煎至沸腾，等不那么烫了就可以给她喝下去啦。"老人边煎药边和小女孩讲解。

药煎完之后，爷孙俩给凌姐姐送药汤去了，并嘱咐了她的父母煎熬方法，每天服用2次，共服用6天，便回家了。

周文静

上海市天山第二中学

《连翘》

袁 梦

上海市天山第二中学

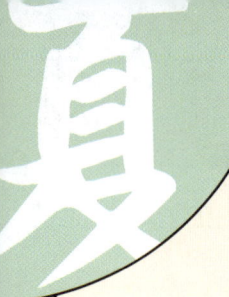
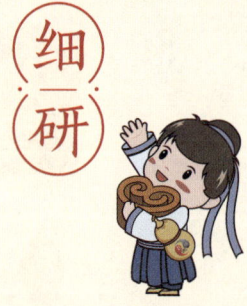

佩兰

PEILAN

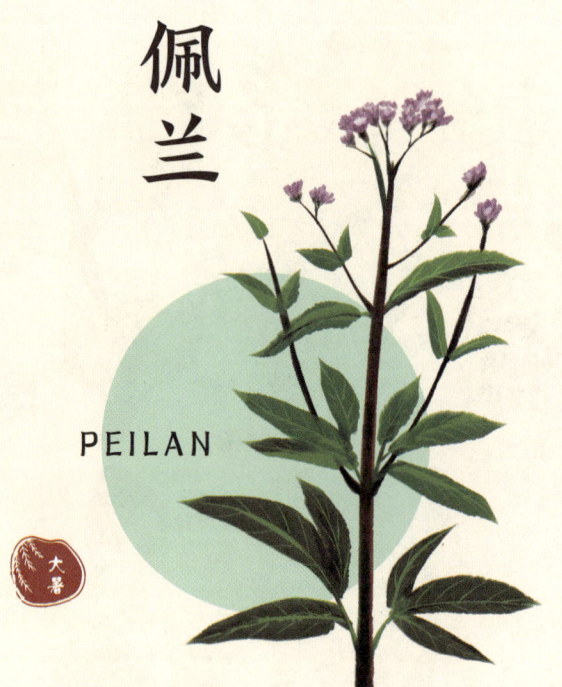

七月下旬,天气炎热,草坪刚刚浇过水就被暑气蒸腾出一股植物特有的"草味"。在一众草本花卉中,有一丛头顶白色冠毛的紫红色小花,正散发着一股奇异馥郁的香味。这株奇异的花草长得高矮不等,高的可如一个站立的儿童,而矮的则不过膝盖。同一个杆茎上有无数朵小花并列绽放,就如在天空中绽放的烟花一般。这种神奇的花朵就是佩兰。

李时珍在《本草纲目》中记载:"兰草,泽兰一类二种也。俱生水旁下湿处。二月宿根生苗成丛,紫茎素枝,赤节绿叶,叶对节生,有细齿。但以茎圆节长,而叶光有歧者,为兰草。"佩兰是一种菊科多年生草本植物,茎杆笔直挺拔,泛着淡淡的紫红色,宛如谦谦君子,身姿绰约。叶片狭长而椭圆,边缘呈锯齿状,绿中带褐,显得沉稳而内敛。花开之时,紫白交织,小花筒外缘轻垂流苏穗,清雅而不失风韵。

佩兰喜爱生长在温暖湿润的环境中,在江苏、河北、浙江、安徽以及山东等地都有种植,其中以江苏省的产量最多。

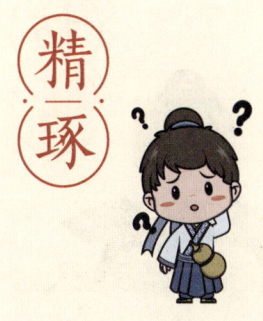

佩兰的花朵虽美，但入药的却是除去花朵之外的地上部分。每年端午前后，就可对尚未开花的佩兰进行头刀采收，可确保植株内的挥发油含量最高。秋天佩兰花开后，也可进行二刀采收。完成采收的佩兰需要完全晒干后，才可入药。

传统中医认为，佩兰味辛，性平，具有化湿解暑的功效。根据《神农本草经》上的记载，"主利水道，杀蛊毒，辟不祥。久服，益气轻身，不老，通神明。"不少地区，就有夏天饮用佩兰茶的习惯。

大暑是第十二个节气，此时大多高温多雨，体感潮湿闷热。大暑时节，人容易中暑，也容易觉得困重黏湿，可以尝试一下将佩兰和藿香混合制作成香茶服用或是制作成香囊佩戴。

【佩兰藿香茶】

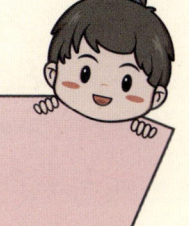

【材　料】：佩兰3g，藿香3g，绿茶3g。
【做　法】：同置杯中，沸水冲泡后饮用。

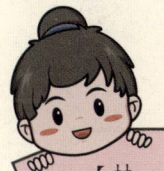

【佩兰藿香香囊】

【材　料】：佩兰10g，藿香10g。
【做　法】：佩兰、藿香揉碎后，置于纱布袋，随即装入香囊袋。

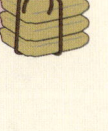

在长沙马王堆汉墓的出土文物中，有一枚内装佩兰的香囊。可见，早在汉朝佩兰已是一种被人们广泛接受的香草。除了出土文物，也有很多文学作品记载了人们为了趋福避祸，而种植和佩戴佩兰的行为。除了大家所熟悉的《离骚》中写："扈江离与辟芷兮，纫秋兰以为佩"，在《诗经·郑风》中也有相关的诗歌。

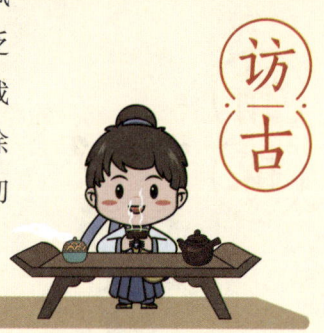

郑风·溱洧

溱与洧，方涣涣兮。

士与女，方秉蕑兮。

女曰观乎？士曰既且，且往观乎？

洧之外，洵訏且乐。

维士与女，伊其相谑，赠之以勺药。

溱与洧，浏其清矣。士与女，殷其盈矣。

女曰观乎？士曰既且，且往观乎？

洧之外，洵訏且乐。

维士与女，伊其将谑，赠之以勺药。

这首诗描写的是上巳节，郑国的青年男女在洧水边，出行游玩互赠花草的场景。其中，"士与女，方秉蕑兮"。讲的正是少男少女，手持佩兰，互诉心曲，表达爱意，既有辟秽祛祸之意，又象征自己品德芬芳如兰。

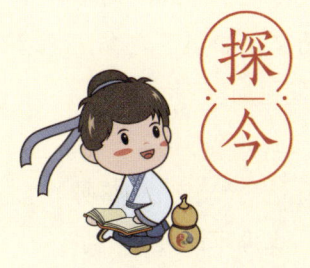

大暑炽盛，兰香满园

随着夏日的热情攀升至顶点，大暑悄然而至，阳光如织，金辉洒落，每一寸土地都被炽热紧紧包裹着，彰显着生命的华彩。佩兰这一清雅的植物，在大暑的活力与热情中，已悄然绽放。

夏季湿热，连日的高温导致我脾胃不佳、食欲不振、精神委靡。于是，妈妈把佩兰叶加入沸水后盖上盖子焖泡。泛着清澈黄色的茶汤，轻触舌尖一股淡淡的清香带着微妙的苦涩，与淡淡的甘甜相互映衬，清新舒适抚慰心灵。妈妈说，佩兰在中医药文化里的用处可不少，可以芳香化湿、醒脾开胃、发表解暑，泡茶饮用正好可以缓解我的症状。果然多日服用之后，我的脾胃功能和食欲有所好转。从此以后，我对佩兰的药用价值有了更深的认识，也更加坚定了我学习中医药知识的信念。

为了更近一步了解佩兰，我和妈妈前往上海东安公园。缓缓前行于曲折的小径，空气中弥漫着一种难以言喻的清新，那是佩兰独有的气息。它不急不缓，不张扬亦不躲藏，透露出一种超脱尘世的清雅与淡泊。这份清冽仿佛能洗净心灵的每一个角落，需要精心品味。它的叶片细长边缘带有锯齿，叶片三全裂或深裂，记录着岁月的风霜与坚韧不拔。轻触佩兰的叶片，指尖传来一种细腻而坚韧的触感，如同触摸到了时间的脉络，感受到了它经历风雨却依旧挺立的坚韧。

"扈江离与辟芷兮，纫秋兰以为佩。"正如屈子之辞，将佩兰结成索佩挂，集高洁、清雅、淡泊、坚韧于一身，是对精神与品格的高尚追求，成为文人雅士的最爱。佩兰可以芳香除臭，提神醒脑，古人还用佩兰沐浴，去污避秽。我灵机一动，将佩兰打成细末直至药粉细腻，用劳技课上学习的方法缝制香囊布袋，填充药粉并密封，置于床头，让四溢的兰香为家中增添一份清新。那种提神醒脑的淡雅香味，让我不仅感受到了佩兰的自然之美与药用价值，更深刻体会到了中医药文化的雅韵与魅力。它穿越时空的长廊，缓缓流淌在每个人的心间，在大暑的炽热中，予以一份清凉与雅致。

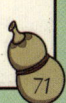

中医不仅是一种治疗手段，更是一种生活哲学，一种对生命的深刻理解和尊重，展现了对生命和谐与平衡的深刻追求。愿中医药文化如佩兰之香，穿越古今，惠及苍生，让这份古老的智慧在新时代传承中焕发更加璀璨的光芒。

黄柏明

上海市西延安中学

荷叶

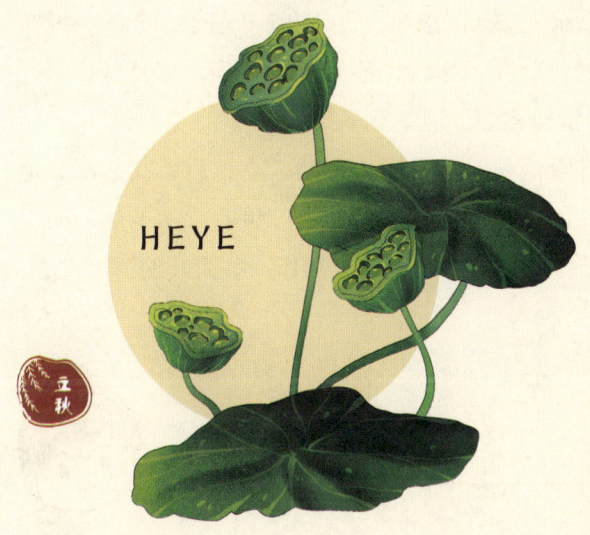

HEYE

"一夜雨声凉到梦,万荷叶上送秋来。"这是清朝诗人陈文在《夏日杂诗》中描述江南夏末的诗句。立秋节气,炎热天气可能因为一场秋雨而突然凉爽,声声的蝉鸣就此中断。夜间缓缓落下的雨水,通过湖中荷叶送来丝丝凉意。这个时候荷花虽已经凋落,一片片的荷叶仍有一派接天莲叶无穷碧绿意盎然。

荷叶,睡莲科多年生水生草本莲的叶片。《蜀本草》曾有言:"藕生水中,其叶名荷。"人们的视线大多会被美丽的荷花所吸引,极少会有人仔细观察荷叶的形状。荷叶的正反两面颜色有所不同,正面多为深绿或是黄绿色,触感粗糙,而反面的颜色则是淡灰棕色,触感光滑。每一片荷叶自中心向边缘射出 20~21 条粗叶脉,像小女孩的裙摆,每当风吹过,就会在叶片的边缘掀起波浪。

有荷花的地方就会有荷叶。荷花在我国各省皆有栽种,主产于湖南、湖北、福建、江苏、浙江等地。那里温暖湿润,水网密布,正是荷叶生长的理想乐园。它们喜温暖,爱阳光,不喜深水淹没,于浅水中悠然自得。

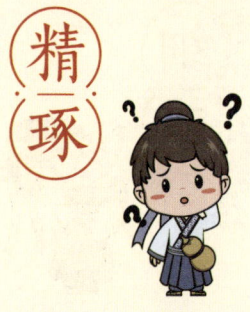

荷叶除了有观赏性，还是一味药材，一般在夏秋两季进行采收。从传统医学角度来看，荷叶味苦、涩，性平，有清暑利湿、升阳止血的功效。现代药理学研究表明，荷叶主要含有黄酮类、生物碱、挥发油等成分，具有降脂、抗氧化、抗菌等功效。

荷花全身都是宝，花朵、莲子、莲子心、莲藕、莲梗等皆可入药。《神农本草经》中将莲列为上品，谓其根为藕，实为莲，茎叶为荷。荷花，祛湿消风，活血止血；莲子，养心，补脾，涩肠；莲子心，即成熟种子的绿色胚芽，味苦，清心火；莲藕，味甘，性寒，清热凉血，散瘀；荷梗，解暑、清热化湿、通气宽胸。

立秋是第十三个节气，标志着孟秋时节的正式开始。立秋后，我国部分地区的气温开始逐渐下降，也有一部分地区一时暑气难消，更有"秋老虎"的虎视眈眈，还将面临一段时间的酷热天气。这个时候可以制作一些荷叶的清凉点心，来消除暑热。

【荷叶粥】

【材　料】：新鲜荷叶1张，粳米100g。
【做　法】：荷叶洗净煎汤，再用荷叶汤同粳米煮粥。

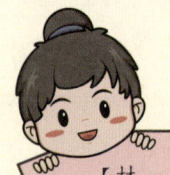

【荷叶山楂茶】

【材　料】：干荷叶5g，山楂5g，决明子5g。
【做　法】：将上面3种材料水煎15min，代茶饮。

因莲花"出淤泥而不染"的特殊生长环境，以及"中通外直""不蔓不枝"的植物形态，素来有着"花中君子"之名。咏莲的诗句并不少见，如众所周知的"接天莲叶无穷碧，映日荷花别样红。"这句诗句中除了描写荷花的形态，也体现了荷叶满塘一片碧绿的广阔。其实，在古诗词中，不乏单独以荷叶为意象的诗句，如同样也是南宋诗人杨万里吟唱的《泉石轩初秋乘凉小荷池上》：

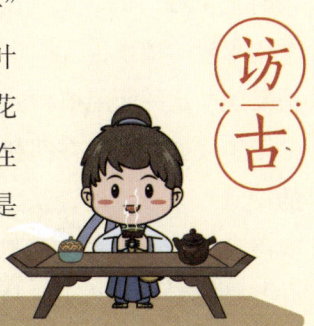

芙蕖落片自成船，吹泊高荷伞柄边。
泊了又离离又泊，看他走遍水中天。

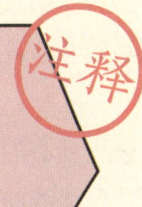

诗人将秋季凋零的莲花花瓣比作小船，又把荷叶比作泊船渡口，通过"泊""离"两字的运用，描写出了莲花花瓣在水中到处飘荡，走遍天下的形态，从而引出了诗人对自由、超脱生活的向往和追求。

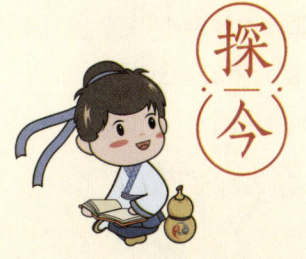

立秋时的中草药
—— 荷叶

"一夜雨声凉到梦，万荷叶上送秋来"。

有一种中药形似一把伞柄，以叶大、整洁、色绿者为佳，叶多折成半圆形或扇形，展开后类圆盾形；质脆，易破碎；微有清香气，味微苦；能清暑利湿、减肥瘦身、清热解毒。它就是荷叶。

荷叶是睡莲科多年生具根茎的水生植物，也是喜温暖、喜水的植物，但水不能淹没荷叶。荷叶在生长期要求充足的阳光，需要在水深50~80 cm流速小的浅水中生长。

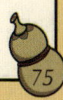

相传，神农氏在攀缘峭壁寻找和采集草药时，一不小心摔了一跤，受了伤。当时他十分口渴，来到溪边想喝点溪水解渴，却无盛器，这时他偶然发现了这种雨伞般的植物，就把叶片摘下来盛水喝，神农氏喝后，顿感伤痛缓解。因此，他发现了这种药用植物。

不仅如此，早在明朝，《本草纲目》中就有："荷叶升发阳气，去脂瘦身"的记载。立秋之时，虽仍处于末伏"洒将荷叶看跳珠"，但昼夜温差加大，早晚逐渐凉爽，气温忽高忽低，空气湿度下降，燥邪当令。这时候适量喝一些荷叶茶是非常好的，而且秋天喝荷叶茶还能够帮助减肥瘦身，非常适合正在减肥的同学。秋季天气渐渐转凉，脂肪细胞开始逐渐积聚，人体便开始囤积脂肪，而荷叶茶中的荷叶碱能强悍密布在人体肠壁上，形成一层脂肪隔离膜，阻止脂肪吸收，防止脂肪堆积。另外还可以改善喜食油腻的饮食习惯，具有较强的油脂排斥功效，从而让你对荤腥油腻的食物渐渐产生反感，所以具有优秀的减肥功效及卓越的降脂保健作用。

立秋，天气炎热潮湿，难免会让人心情烦躁。而荷叶恰恰具有缓解暑热、去火养心的功效，能够调节焦虑的情绪。在立秋时品味荷叶茶的芬芳，不仅能享受淡淡的茶香，还能避免免疫力被坏情绪削弱呢！立秋后，人体的新陈代谢开始逐渐减慢，此时进食有滞积之感。这时候，在烹饪中加入一点荷叶，不仅能增加菜品的美感，还能赋予菜品独特的香气，让人食欲大增。但是，在烹饪中一定要一丝不苟地将荷叶进行清洗，如果荷叶没有处理干净，叶片上含有的杂质、农药等都会趁机钻进你的肚子里，反而会出现反胃、恶心等症状。

荷叶作为立秋时节常见的中草药之一，为中华民族的繁衍作出了重要贡献，蕴含着丰富的人文科学和哲学思想，是中华优秀传统文化代表之一。

赵佳怡

上海市姚连生中学

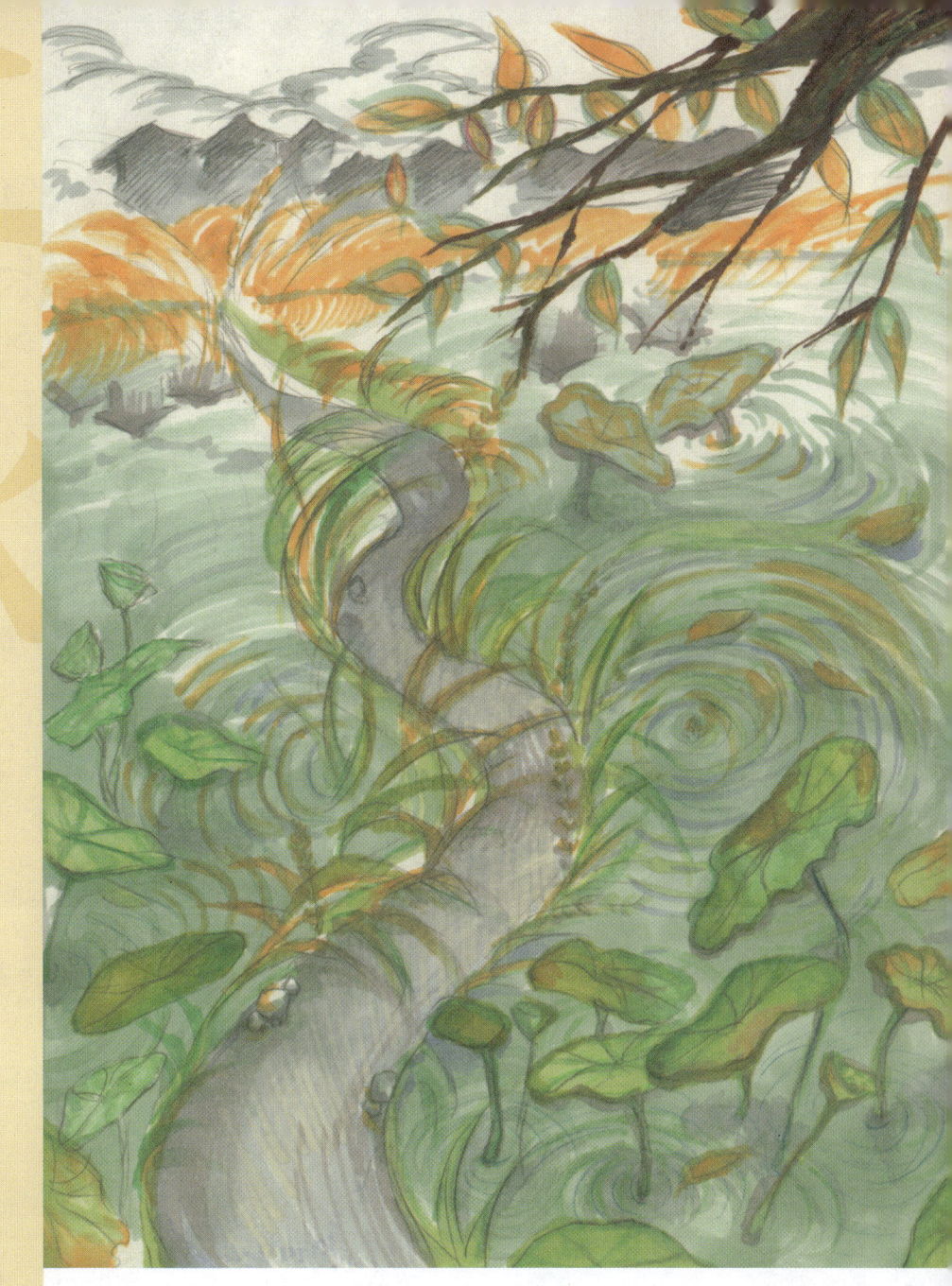

《荷叶》

赵佳语

上海市延安实验初级中学

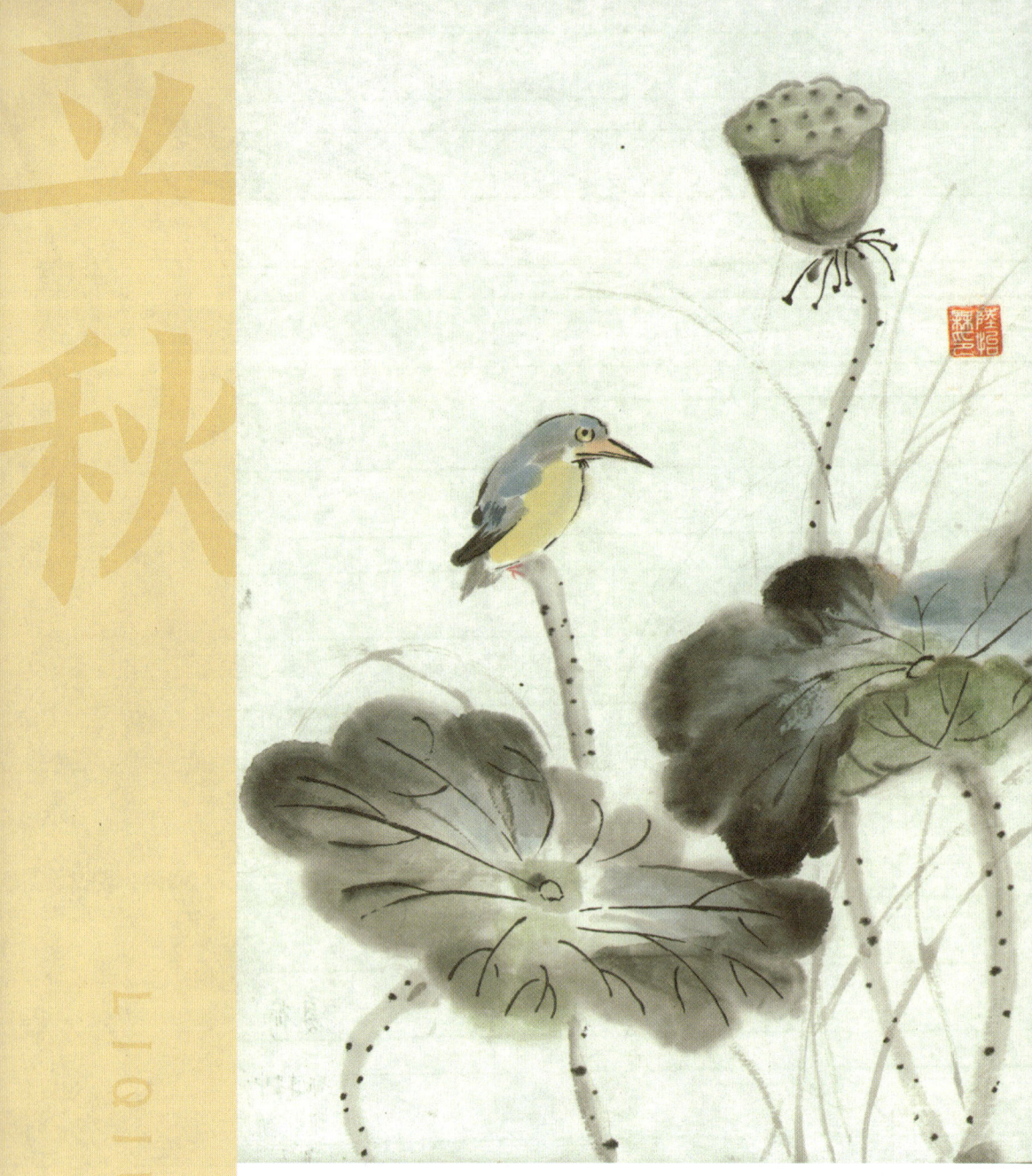

《荷叶》

陆怡霖
上海市姚连生中学

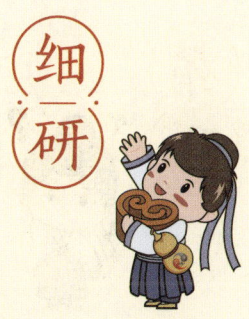

香薷

XIANGRU

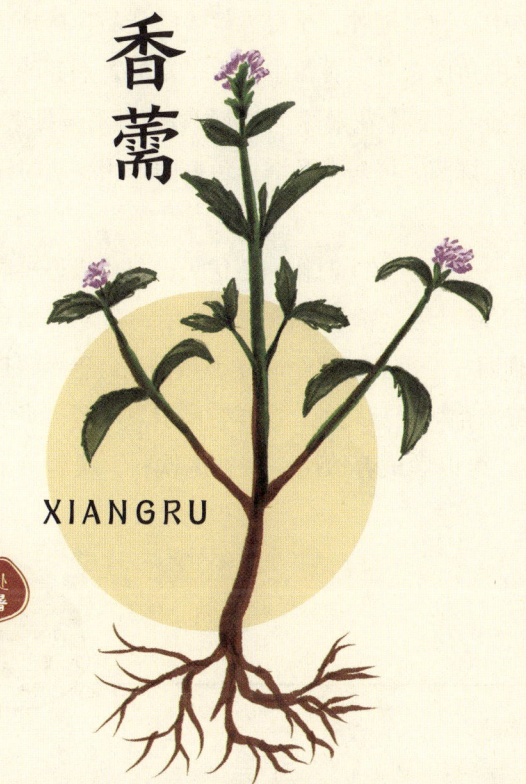

在李时珍所写的《本草纲目》中曾记载着这样一种植物，它生长在湖南、四川、河南的山野之间，在河南被作为一种观赏花，在夏天还可以作为菜蔬进行食用。这株长于山野，可观可食的植物就是香薷。

香薷因其形状与质地而得名，其本名为"葇"，在我国第一部按部首编排的楷书字典《玉篇》中，对葇的解释是这样的，"葇，菜苏之类是也。其气香，其叶柔，故以名之。"从典籍的记载中不难看出，早期香薷是以一种自带香气的蔬菜进入人们的视野中。

香薷是一种唇形科多年生草本植物，花朵呈紫色，四五十朵小花连在同一边形成一簇花穗，笔直地指向天际。香薷一般可以生长到30~40cm，茎直立，圆柱中略带四棱，绿色中掺杂些许棕红色。香薷的叶片形状不是非常固定，有卵形或是椭圆披针形，绿意盎然中透着几分雅致。全株披覆着细腻的白色茸毛，触感柔软，气香浓郁，微辛中带着一丝凉意。香薷生命力顽强，对生长环境丝毫不挑剔，在路旁、山坡、荒地、林内、河岸都可落地生根，即便在海拔3000余米的高原亦能茁壮成长。

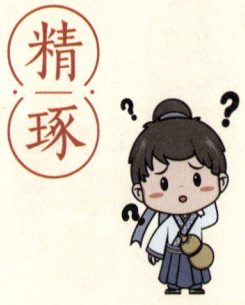

每年的9~10月，将香薷露出在地面上的部分，连花带叶割取后，去除杂质晒干后便可入药。从传统中医来看，香薷味辛，性微温，可发汗解表、化湿和中、利水消肿，是夏天解暑的佳品。从现代药理学的角度来看，香薷中含有丰富的香荆芥酚、百里香酚、对聚伞花素等，这使得香薷具有发汗解热、镇痛、抗菌、抗病毒及增强免疫的作用，同时还能刺激消化腺分泌及胃肠道蠕动。

处暑是第十四个节气，"出暑"之意。这个时候，三伏天已过或接近尾声，虽然体感依旧偏炎热，但气温呈下降趋势。每当有冷空气过境，落下一场秋雨或是刮上一阵秋风，人们就会感到明显的凉意。这个时候暑热仍在，忽冷忽热，人们常常会在大热天穿厚衣服，或是刮风天穿短袖。这样容易引发呼吸道炎症、肠胃炎、感冒等疾病。这个时候，可以尝试着饮用一些香薷饮料，缓解一下因冷热不均带来的不适感。

【扁豆香薷饮】

【材　　料】：香薷15g，白扁豆15g。

【做　　法】：将白扁豆捣碎，与香薷一起煎煮30min，去渣温服。

【香薷竹叶茶】

【材　　料】：香薷5g，淡竹叶5g，绿茶3g。

【做　　法】：将以上3种材料共置杯中，沸水冲泡，闷20min，代茶饮。

在《红楼梦》中，曹雪芹写到林黛玉会饮用香薷饮来解暑。香薷饮最早可以追溯到宋朝的《太平惠民和剂局方》。明朝被称为"岭南巨儒"的诗人钟芳，曾创作七言绝句《晚天露坐》，这样描写夏日饮香薷的场景：

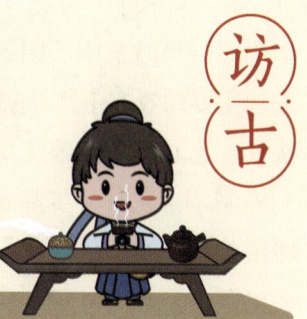

火龙嘘焰逼窗纱，细瀹香薷当啜茶。
倚遍玉楼凉入座，晴空落日看归鸦。

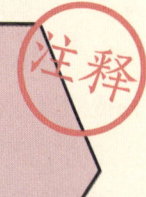

诗中，诗人描写了夏日的傍晚热浪从户外直逼如窗内，只能靠着香薷茶来解暑。倚靠在华丽的高楼上，一边乘凉一边看着落日归鸟。可见，香薷饮早已成为古人夏日消暑的必备之品。

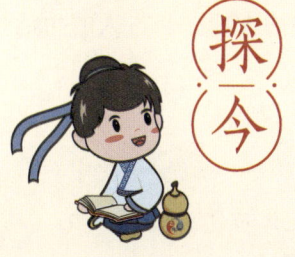

处暑轻啜凉意至，
静品香薷茶韵长

当处暑悄然降临，它以一种独特的方式，将城市的喧嚣与自然的韵律巧妙地融合在一起，编织出一幅既现代又传统的节气画卷。处暑，是夏末秋初的温柔过渡，它带着一丝不易察觉的凉意，轻轻拂过外滩的万国建筑群，穿梭在豫园的曲折巷弄间，最终融入黄浦江的悠悠碧波之中。午后，太阳依旧保持着夏日的余温，此时的上海，更适合找一个安静的窗边，手捧一杯香薷茶，看着窗外匆匆行走的人群，感受城市处暑的雷雨午后的闲适与从容。

在《红楼梦》第二十九回里，那位多愁善感却又才情横溢的林黛玉，就是因为在处暑时节中了阴暑，不得不服下了那碗据说能解暑化湿的香薷茶。香薷茶的主要功效在于祛暑解表、和中化湿，适用于因贪凉或感受暑湿而引起的发热、头痛、恶心、呕吐等症状。在这个处暑时节，我尝试制作香薷茶。从准备材料到煮制茶饮，每一步都充满了期待和好奇。当喝下那碗温热的香薷茶时，一股暖流涌遍全身，仿佛所有的暑湿和疲惫都随着茶汤在口腔、胃、肠道间的流淌而消散。夏天的时候，我们或许已习惯了空调的凉爽。但处暑一到，就该让身体慢慢适应自然的温度，以减少"空调病"的侵扰了。这个时候，妈妈总会提醒我，别整天待在空调房里，出去走走，动动身子，呼吸一下新鲜空气。

傍晚，黄浦江两岸的灯光逐渐亮起，与天空中的晚霞交相辉映，构成了一幅美不胜收的夜景。处暑的夜晚，没有了夏日的闷热与潮湿，让人更加愿意走出家门，去感受上海这座城市夜晚的魅力，好似一场城市与自然的交响。它用独特的方式，展现了这座城市的另一面，既有现代都市的繁华与喧嚣，又不失自然的宁静与美好。在这个季节里，我们不仅可以感受到季节的更迭带来的变化，更能在这座城市中找到一份属于自己的宁静与从容。

夏天的热烈容易让人变得急躁和冲动，但处暑的温柔却教会我们安静和宽容。在这个处暑时节，让我们尝试制作一杯香薷茶，轻啜静品，用平和、宽容的心态去面对生活中的点点滴滴，从中体味中医文化的博大精深和古人的生活智慧。

张艾宁

上海市复旦初级中学

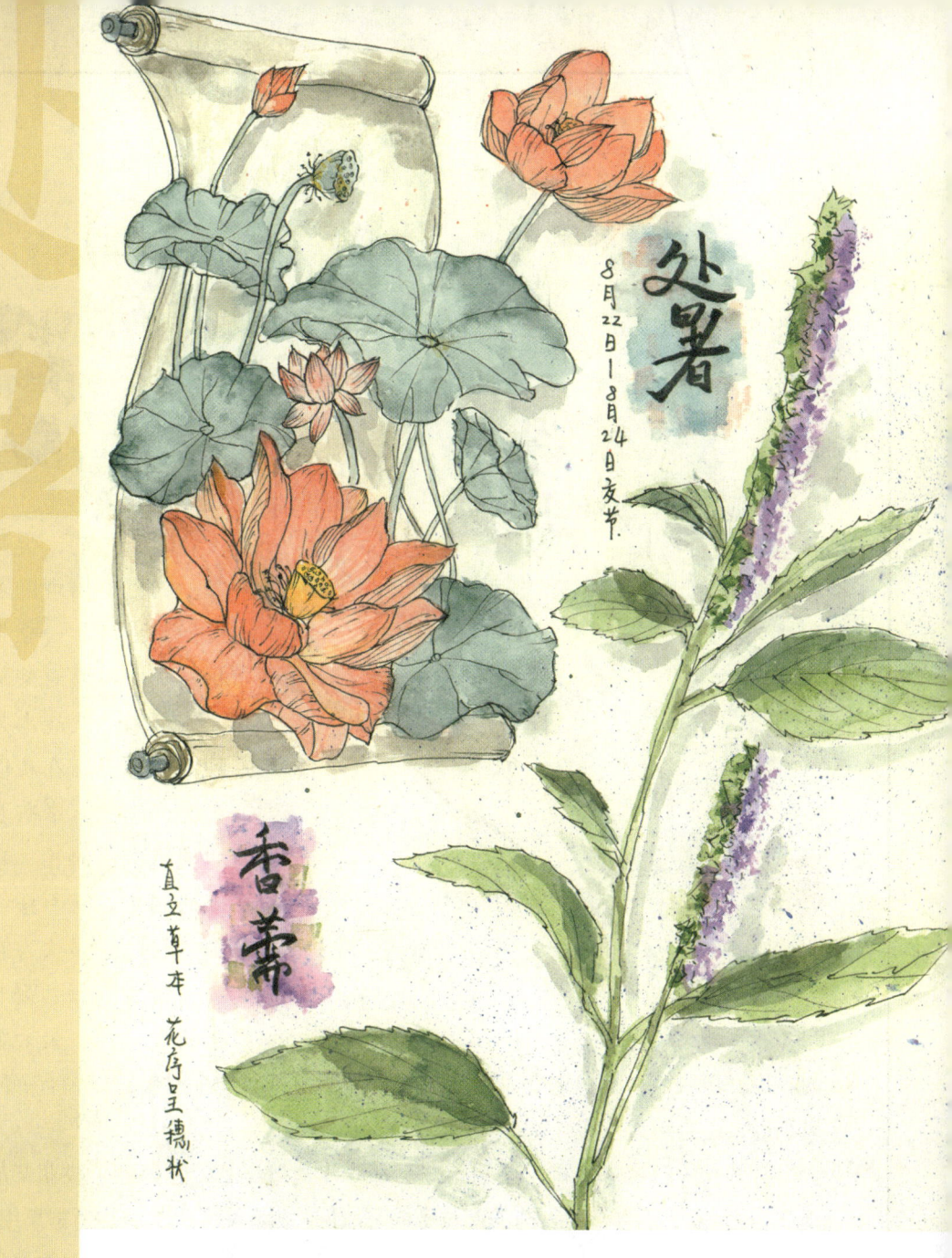

《香薷》

何忻怡

上海市复旦初级中学

秋

细研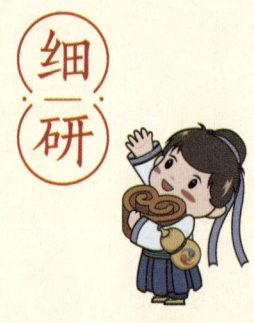

柴胡

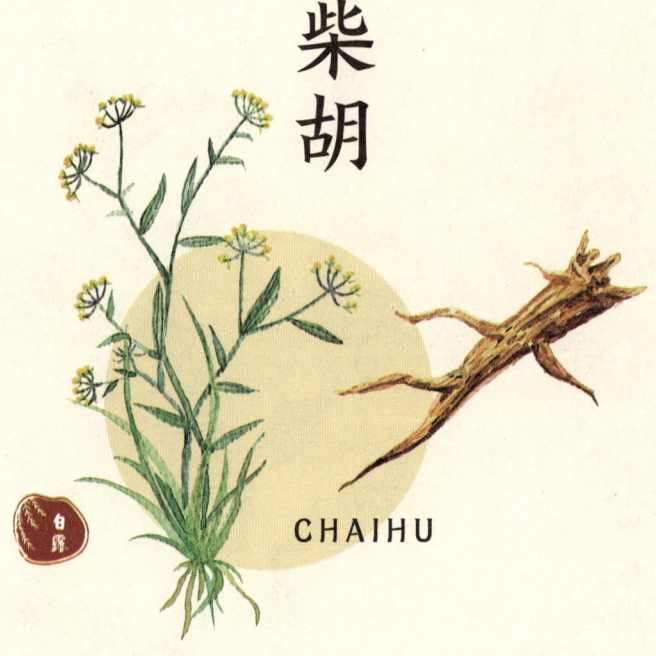

CHAIHU

说到柴胡，听其名字，脑海中出现的场景可能是山坡上一根根的枯枝，那可是对柴胡天大的误解。柴胡本是一种草本植物，在我国的东北、华北、华东及西北地区都有种植。在野外遇到，如果不仔细辨别，或许会误认为它是一株野草。每到夏日，柴胡会开出一朵朵黄色的花序，组成一个金色的花伞，在阳光下熠熠生辉。这个时候，如果有一阵夏风刮过，还能闻到一阵特殊的清香。

等到秋天，秋风轻拂，柴胡植株下部叶片悄然泛黄，这就到了收获柴胡的季节。与大多数草本植物入药的部位不同，柴胡是根部入药。李时珍在《本草纲目》中记载："柴胡生山中，嫩则可茹，老则采而为柴。"柴胡根在尚未成熟前，鲜嫩可食，而成熟后就会变硬变老，柴胡的名称也由此而来。成书更早的《神农本草经》中，将柴胡称为"茈胡"。从"茈胡"到"柴胡"不仅是一个名称的变迁，更是古人对柴胡入药方法及药用价值的认知变化。

精琢

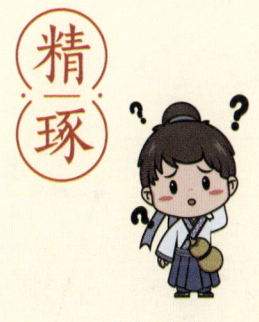

在秋季挖掘柴胡前,先要割除柴胡的茎叶。在挖掘根系时千万要注意,不可以挖断,要保持住柴胡根的完整性,以避免影响药效。将挖出的根冲洗干净,晒干后即可入药。在保存时要注意干燥,以防止受潮霉变。

柴胡味苦、辛,性微寒,可疏散退热、疏肝解郁、升举阳气、清胆截疟。从现代药理学来看,柴胡中含柴胡皂苷a、b、c、d,槲皮素、α-菠菜甾醇、柴胡多糖以及挥发油等,具有镇静、镇痛、抗炎、解热、降温、镇咳作用,以及利胆、抗肝损伤、抗脂肪肝等作用。

白露是第十五个节气,白露之后,天气渐转凉,昼夜温差也相应的加大,清晨时分地面、树叶上等有许多露珠。从我国传统五行五色的角度来看,秋属金,金色白,故以白形容秋露,白露因此得名。白露时节多呈现"风清冷,云高远,气干燥"的天气状态,因此,民间有俗语:"白露身不露,赤膊变猪猡"。在这个节气,不少人容易出现咳嗽哮喘、皮肤枯槁,过敏性鼻炎、畏寒无汗等不适症状。这个时候,可以适当饮用一些柴胡茶。

【柴胡茶】

【材　　料】:柴胡5克,绿茶3克,蜂蜜适量。

【做　　法】:柴胡洗净,与绿茶同置于杯中。冲入沸水后加盖冲泡10min,滤渣,按个人口味添加蜂蜜调味。可反复冲泡。

访古

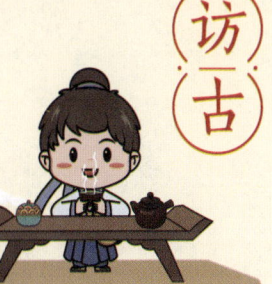

柴胡,虽不如一些药食同源的中药材在生活中常见,但它是一味常见的治疗发热的药材,杜甫曾写过一首《寄韦有夏郎中》,其中记载了柴胡的妙用。

省郎忧病士，书信有柴胡。饮子频通汗，怀君想报珠。
亲知天畔少，药味峡中无。归楫生衣卧，春鸥洗翅呼。
犹闻上急水，早作取平途。万里皇华使，为僚记腐儒。

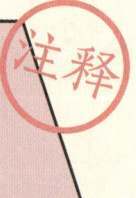

杜甫寓居夔州时，曾患疟疾，在他写给好友的《寄薛三郎中》中，就曾有"峡中一卧病，疟疠终冬春""三年犹疟疾，一鬼不销亡"的诗句。他的好友韦有夏，给他寄来能治疗疟疾的常用中药柴胡，杜甫服用柴胡汤剂后，病势转轻，逐渐痊愈，便写下了《寄韦有夏郎中》，以表示感谢。

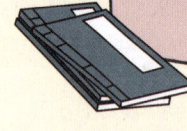

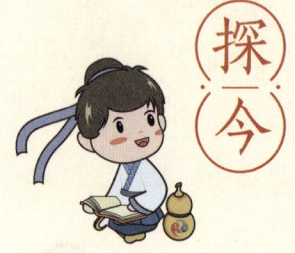

白露之下，柴胡相依

白露悄临秋意长，秋风送爽沁心房。
茈胡叶间蕴深意，只盼知音共赏芳。
冷韵携来柴草药，古方和煦疗人伤。
露柴相伴情更厚，月下共谋济四方。

何雨轩
上海市泸定中学

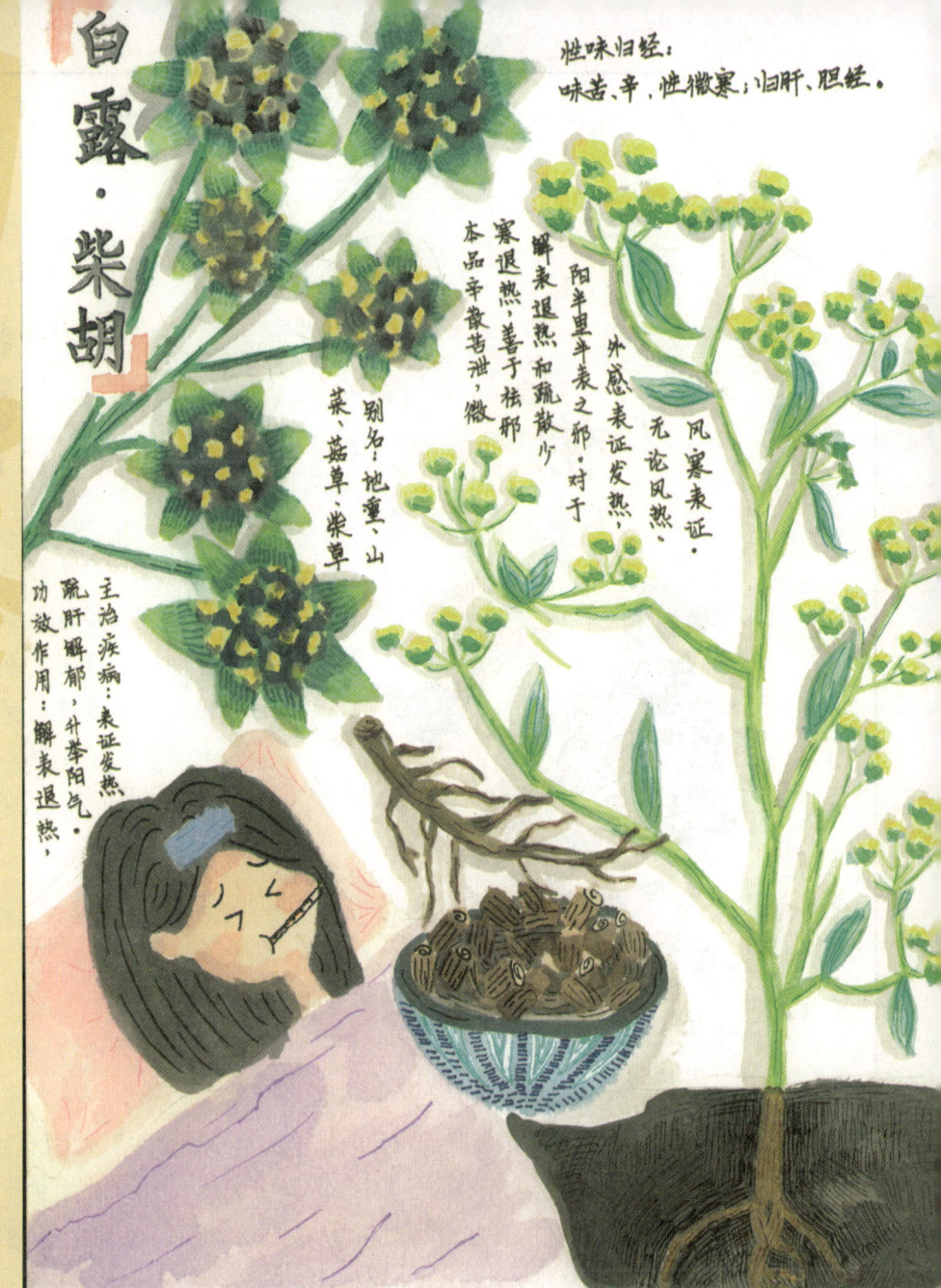

《柴胡》

金朱绮朵
上海市姚连生中学

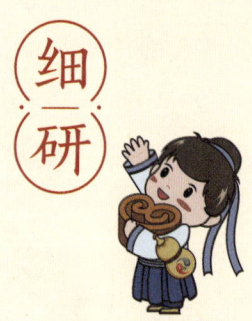

细研

佛手

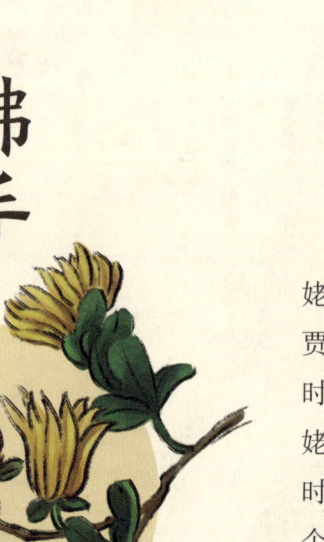

FOSHOU

《红楼梦》中，描写刘姥姥秋收后带着各色土产再度拜访贾府，陪同贾母一起游玩大观园时有这样一个场景，贾母及刘姥姥一行人行至探春所住的秋爽斋时，看到案上的大鼎中放着数十个娇黄玲珑的大佛手。

佛手是什么？为什么秋天的时候要在房中放置佛手呢？

佛手，是一种芸香科常绿小乔木或灌木植物，小可作为盆栽雅玩，大则可高达丈余。佛手叶的枝条非常特殊，呈三棱形，叶子常常成对的长在枝条的两侧，单叶互生。我们常说的佛手实指佛手树的果实。

佛手在适宜的温度与充足的雨水中悠然生长，害怕严寒以及干旱，产地遍布温暖湿润、阳光充足的长江流域以南，其中尤以广东、浙江、福建、四川等地为佳。每年的9~10月，在秋日温润的阳光下，佛手悄然成熟，果实由绿转黄，恰似秋意渐浓的温柔笔触。

佛手，最早记载可见宋朝药学家苏颂所著的《图经本草》，其原名为"枸橼"，后因佛手果顶分裂，形态各异，或如观音轻展玉指，或似如来紧握禅拳，故而又被称为佛手。佛手外观鲜黄诱人，果皮粗糙中带着细腻，果肉几乎完全退化，唯余香气浓郁，弥漫四周，仿佛能洗净心灵的尘埃。在清朝自传体散文《浮生六记》中就曾提到佛手作为熏香的禁忌"佛手忌醉鼻嗅，嗅则易烂。"

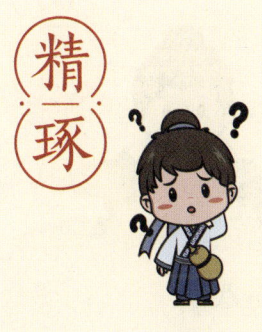

精琢

佛手的药用部位在其果实，在果实尚未完全变黄时带着瓜柄一起剪下，去除瓜柄后，将果实切成薄片，晒干或是低温干燥，即可作为一味中药。

佛手中含有柠檬油素等香豆精类，尚含香叶木苷及橙皮苷等黄酮苷、柠檬苷素等二萜类、有机酸、挥发油等，这些物质使得佛手散发着一股特殊的香味。《本草纲目》中对佛手有这样的描述："虽味短而香芬大胜，置筒中，则数日香不歇。寄至北方，人甚贵重。古作五和糁用之。""其味（指舌尝）不甚佳而清香袭人。南人雕镂花鸟，作蜜煎（饯）果食置于几案，可供玩赏。若安芋片于蒂而以湿纸围护，经久不瘪。"又因佛手的谐音"福寿"，故而从宋朝开始，文人雅士们就喜爱在秋天时将佛手摆放在室内。

秋分者，阴阳相半也，故昼夜均而寒暑平。至此后，气温逐渐下降，一夜凉一夜，迈入秋高气爽而又寒冷肃杀的深秋季节。"秋风秋雨愁煞人"，天地肃杀，万物凋零，人的情绪也随之而变得易伤感惆怅。秋冬当以静养为主，应安宁神志，收敛神气。

【 **佛手玫瑰茶** 】

【材　料】：佛手6g，玫瑰花6g。

【做　法】：将佛手切碎，加入玫瑰花，沸水冲泡，盖闷15min，代茶饮。

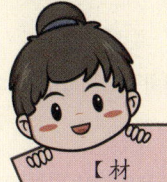

【 **佛手粥** 】

【材　料】：佛手15g，粳米100g。

【做　法】：佛手煎汤去渣，再入粳米同煮为粥。

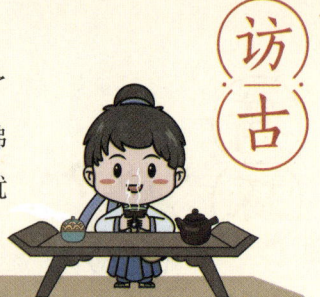

访古

以佛手为清供雅玩,并非只是文人的专属,到了明清使用瓜果闻香的鼎盛时期,甚至皇室都喜爱将佛手置于宫殿之中用以闻香。乾隆皇帝爱新觉罗·弘历就曾作诗《咏佛手》来记录。

八闽风候暖,佛手出冬花。秀质含霜净,幽香度岭赊。
却难称色相,似欲揽袈裟。不必标全月,清凉本一家。

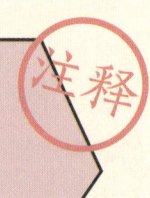

注释

这首诗描绘了福建温暖的气候下佛手花的盛开情境,以及佛手的秀美和幽香。同时,借佛手的形象表达了清凉自在的意境。

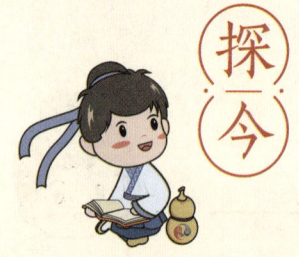

探今

佛手香传

岁月轮转,草木荣枯,春耕夏耘,秋收冬藏。中国人的生活依循着大自然的韵律,在往复的自然变迁中回转,模拟着对世界、对生命周而复始的体验。

秋分者,阴阳相半也,故昼夜均而寒暑平。

农历八月中旬,四海阳气下落,寒意暗生。从春生到夏长,万物的生长都有了答案。大江南北丰美的物产,如同井喷,田野中麦浪翻滚,河海间膏满肉肥。在五湖四海齐动员的秋收中,秋分悄然而至,凉风习习,碧空万里。

此时的广东肇庆,气候温和,空气清新,丘陵掩映的农田中,一种珍贵的药物——佛手,正在逐渐成熟,挂在枝条上散发着清冷缥缈的缕缕清香。它果香四溢,呈明亮灿然的澄黄色,果实顶部呈现分裂、握拳、张开形态,状似观音之指或如来之手。

佛手因谐音"福寿",被誉为吉祥的化身,深受人们的喜爱。而佛手的最大价值并不在其观赏价值和奇异的香气,它干燥的果实更具珍贵的药用价值。佛手味辛、酸,归肝经,有行气化痰,疏肝健脾,和胃止痛,润肺止咳的功效,对人体大有裨益。

药用佛手产地分布较广,以其产于广东的"广佛手"最为名贵,被列为"十大广药"之一。

秋分时节,表哥领着我行走在肇庆田间,两边是他精心培育的佛手。"佛手是一个统称,真正广佛手的原产地,就是高要和德庆,是原种,药效达到《中国药典》的标准。广佛手,对人的痢气、胃气是很好的,很多人患老年咳,常常会拿佛手片浸蜂蜜,一咳就吃,立竿见影。佛手片浸蜂蜜是潮汕人的生活中不可或缺的味道。秋天容易脾胃失和,可以用佛手煮酒、煎汤、做佛手玫瑰茶,冰糖佛手柑、佛手姜糖饮、佛手雪梨蜜茶……"表哥走在我前面,兴致勃勃地巡视着他的领地,不复当年那个天天跟舅舅抗争,一心只想逃离乡镇外出闯荡,不愿意继续家族营生的模样。他对我说,自己当时自认为看清了未来的方向,却忘记了昨日的来处。

当年,表哥并不希望像舅舅一样,一辈子都待在乡镇。于是,大学毕业后一直在深圳闯荡,却铩羽而归;表哥不甘心,又尝试把科技公司引入乡村,但成果甚微。他逐渐意识到,自己一直在试图逃离传统和血脉。一旦决心回归,表哥认真地审视自己的底色,跟随舅舅从头学起。

"像佛手,就只能在秋分前后采摘制药,其他节气都不行。佛手对生长环境也是极挑剔的,只有深山的海拔、气候、环境才能使它不受其他细菌的感染。"表哥带着我穿过一片片佛手田,熟稔地讲解着,像极了舅舅的模样。

为了使中医药文化在这片土地上再次繁盛,表哥还推陈出新,帮助附近餐馆创制了佛手鸡、佛手汤、佛手南瓜、佛手酒等食养菜品,借此帮助人们养出正气、固本培元、康健无疾。

五谷为养,五果为助,五畜为益,五菜为充,气味合而服之,以补精益气。从食物中获得充足的元气,抵御湿邪,取得环境与身体的平衡统一。无论在偏僻的乡村还是喧闹的都市,中国人食物养生的观念早已根深蒂固,形成了特色鲜明的健康文化和实践。在漫长的历史中,正是这一文化的传承让华夏大地人口繁衍、文明延续。

表哥一直认为自己的责任不仅仅是继承家业。

"当决定肩负起这个担子的时候,其实代表的是一种中医药文化的传承,我的责任是把这一颗药者素心守护下去。"

中药也许是我们生活中最为别致的一部分,它们有名有姓,有身形,有风骨,有魂魄,它们牢牢地印刻在每个中国人心中。

这是药物,也是信物。

又是一年秋分至,又是一年丰收的佛手果。

许德昊
上海市复旦初级中学

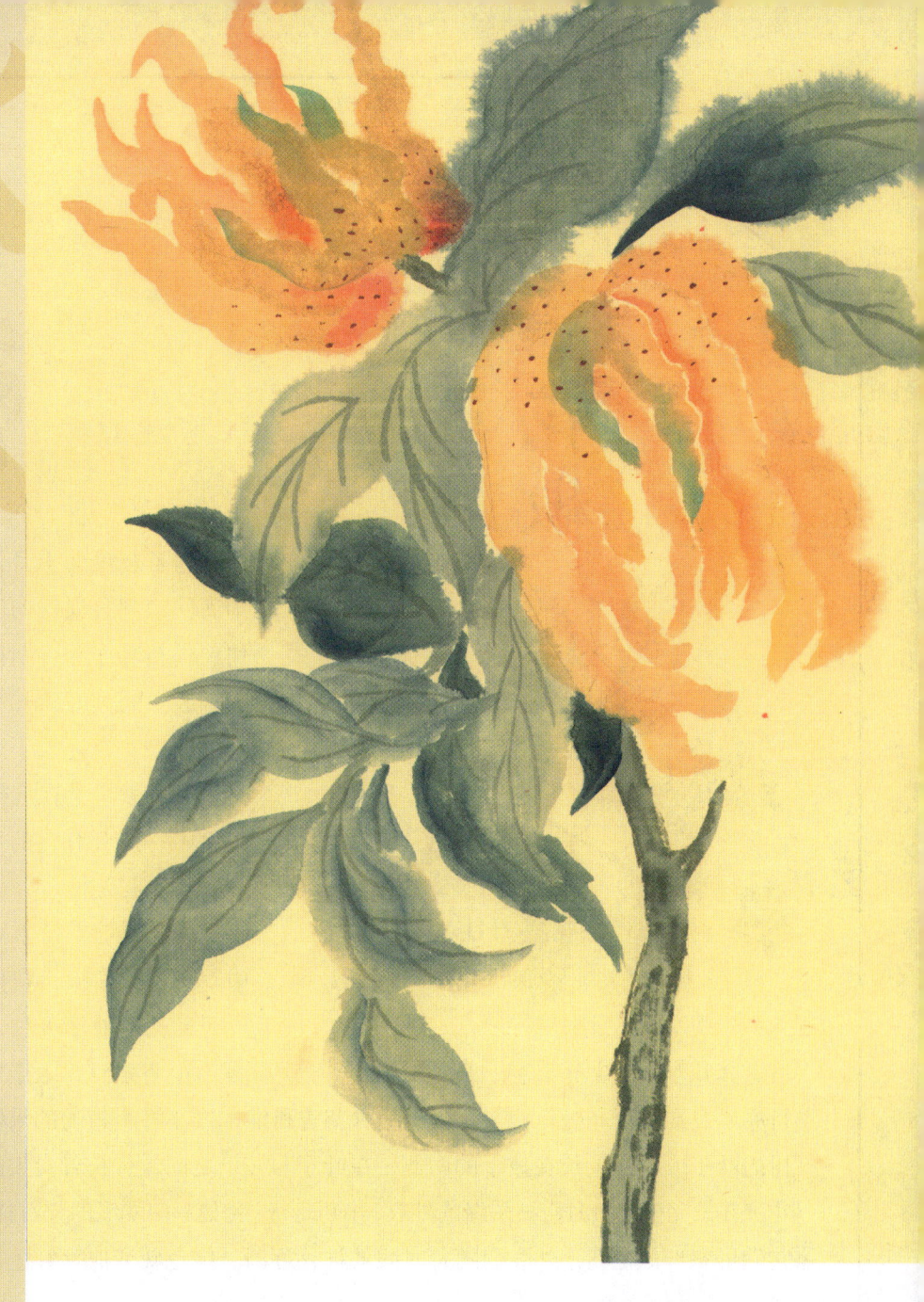

《佛手》

黄思凯

上海市延安实验初级中学

花椒

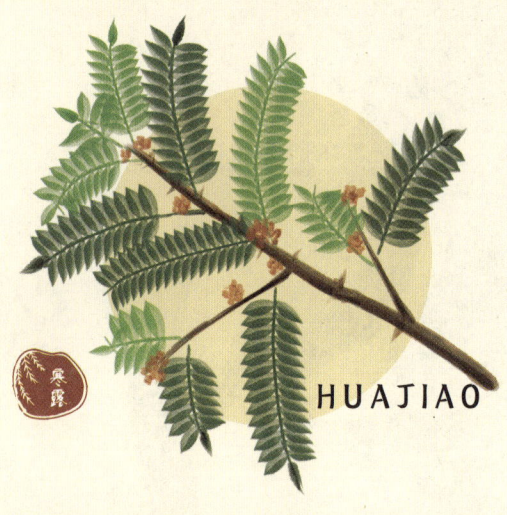

HUAJIAO

到了金色的十月，人们不约而同地把目光看向了田里沉甸甸的粮食作物，期待这一季的丰收。同一时间，一种药食同源的果实也进入了采收期。它常见于餐桌，在麻辣风味的菜肴中一定会有它的身影，这种果实就是花椒。

李时珍曾在《本草纲目》中写到："秦椒，花椒也。始产于秦，今处处可种，最易蕃衍。其叶对生，尖而有刺。四月生细花。五月结实，生青熟红，大于蜀椒，其目亦不及蜀椒目光黑也。"花椒是一种芸香科灌木或小乔木植物的果实，花椒树的叶子成对的生长在枝干的两侧，在叶子与枝干之间，生长着尖尖的小刺。花椒在未完全成熟时身披翠绿的外衣，小巧玲珑，犹如一串翠绿的宝石挂在枝头。它们形态近似椭圆，外表会随着时间的推移逐渐从绿色转变成紫红色，如同羞涩少女的脸颊，散发着诱人的芳香。

花椒喜爱阳光，偏爱温暖湿润、土层深厚肥沃的生长环境，但十分耐寒耐旱，生命力顽强。它主要产于我国四川、河北、陕西、山西等地。在挑选花椒时，以颗粒大而饱满、果皮细腻呈紫红色、香气浓烈者为上等。

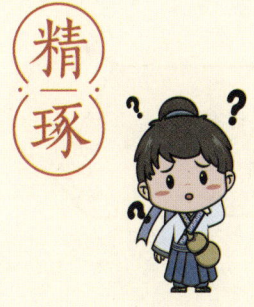

每年的寒露前后，也就是十月上旬是花椒采摘的季节。将花椒果实的皮剥下晒干，便可成药。花椒味辛、辣，具有温中止痛、杀虫止痒的功效。其中，主要含挥发油、生物碱、木脂素、香豆素和脂肪酸等，可抗溃疡、保肝、止泻。

把花椒果实剥开后，会获得一粒粒小小的花椒籽，称为椒目。虽同为花椒树的产物，但它的性味、功能与花椒完全不同，甚至可以说是截然相反。椒目味苦，性寒，具有利水消肿、降气平喘的功效。

寒露节气之后，昼短夜长，日照开始减少，热气开始消退，夜间的时间逐渐延长，且寒气逐渐增多，标志着天气由凉爽转向寒冷。俗语有"白露身不露，寒露脚不露"，意即寒露后养生，腿脚保暖极其重要。可用花椒、艾叶泡足。

【花椒艾叶足浴】

【材　　料】：花椒15g，艾叶45g。

【做　　法】：将花椒和艾叶放入清水中煮沸，药液自然冷却至40℃左右，将双脚泡入药液，保持水平面没过脚踝。每次泡脚时间15~20min，以身体微微出汗为度。

花椒是一种本土生长的植物，种植最早可以追溯到先秦时代。故而花椒除了食用和药用价值之外，也有非常多的文化意向，常被用来象征"多子多福"或是用来表述"男女定情"。明朝文学家，与岳飞、张煌言并称"西湖三杰"的于谦曾写《拟吴侬曲》：

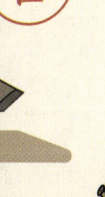

忆郎忆得骨如柴，夜夜望郎郎不来。

乍吃黄连心自苦，花椒麻住口难开。

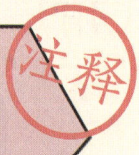

诗人通过描述花椒特有的辛麻口感来比喻相思之苦难以启齿的心情，形象生动，富有生活气息。

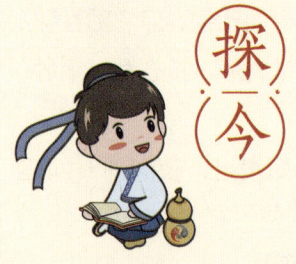

寒露至，花椒香

"春雨惊春清谷天，夏满芒夏暑相连。秋处露秋寒霜降，冬雪雪冬小大寒。"寒露将至，秋风轻拂，天地间被一抹轻柔的凉意细细描绘，万物在这温柔而坚定的画笔下，悄无声息地披上了秋的盛装。寒露，二十四节气之一，以轻灵的脚步悄悄地踏入深秋的门扉，带来丝丝清冷与宁静，将秋日的韵味推向巅峰。

走进大自然，在寒露的滋润下，中草药也纷纷展现出生机与活力。那些生长在山间田野的草药，如同一颗颗璀璨的明珠，散发着神秘的光芒。在大自然的怀抱中，汲取着天地之精华，等待着人们去发现和利用。

花糕、菊花酒、螃蟹、芝麻、板栗、柿子、山楂、冬枣……大江南北，习俗各异，人们开始了寒露的食物进补。而在我的家乡四川汉源，一缕独特的香气无声地弥漫在每一个角落，那就是花椒香。

还记得幼时，我常和奶奶一起去摘花椒。那一串串小红果挂满枝头，宛如夜空中闪烁的繁星，在绿叶的衬托下分外夺目。轻摘一粒，细观之下，其色如碧，形似珍珠，宛若自然精心雕琢的艺术珍品。外糙内实，散发着淡雅的辛香，这既是秋的味道，也是家的温馨。

老家的美食大多以麻辣为主，现在这种味道也传遍神州大地。做出这样的口感，花椒功不可没。四川汉源是主要的花椒产地，这里的花椒颗粒饱满，呈现碧绿色，很有光泽，并且香味浓郁。

花椒，那一颗颗小小的果实，蕴含着无尽的力量。它是厨房里的常客，为菜肴增添一抹独特的麻辣风味，融入了中华美食的精髓。奶奶是一位美食家，寒露时节，能用花椒给我们做出各种各样的美味。比如，那道著名的花椒鸡，初尝时，舌尖先感受到花椒带来的微麻，如同电流轻轻刺激每一颗味蕾。随后，辣椒的辣意渐次展现，与麻香相得益彰，共同演绎一场味觉的盛宴。花椒以其独特的方式，为每一道菜增添了无限的魅力。

　　奶奶在家乡也是一位受人尊敬的老中医。我从奶奶口中得知，在传统医学中，花椒也有着重要的地位。它味辛，性温，具有温中散寒、除湿止痛、杀虫解毒等功效。我就亲见奶奶给看病的乡邻在处方中加有花椒，比如，小孩肚子疼、皮肤痒……

　　夜幕降临，家人围坐，一盆花椒水泡脚，一瓶花椒酒对饮，是寒露时节最佳的驱寒暖身之选。奶奶说，在寒露时节，天气逐渐转凉，人们容易受到寒湿之邪的侵袭，花椒便成了人们抵御寒冷的得力助手。那股从脚底升腾的暖意，迅速传遍全身，让人无比舒适与放松，仿佛连心灵都得到了抚慰。

　　或许是受奶奶的影响吧，我的理想就是考上中医药大学。为勉励自己，我把奶奶常用的《本草纲目》带到上海，其上有云："椒，纯阳之物，其味辛而麻，其气温以热。入肺散寒，治咳嗽；入脾除湿，治风寒湿痹，水肿泻痢；入右肾补火，治阳衰溲数，足弱，久痢诸证。"在古代，人们就已经认识到了花椒的药用价值，并将它们广泛应用于医疗和保健领域。

　　花椒，是大自然馈赠给我们的礼物，让我们在寒露的旋律中，聆听花椒与味蕾的交响曲，感受大自然的魅力，珍惜这份来自大地的馈赠。愿我们在这个美好的时节里，身体健康，心灵宁静，与大自然和谐共生。

茅誉馨

上海市建青实验学校

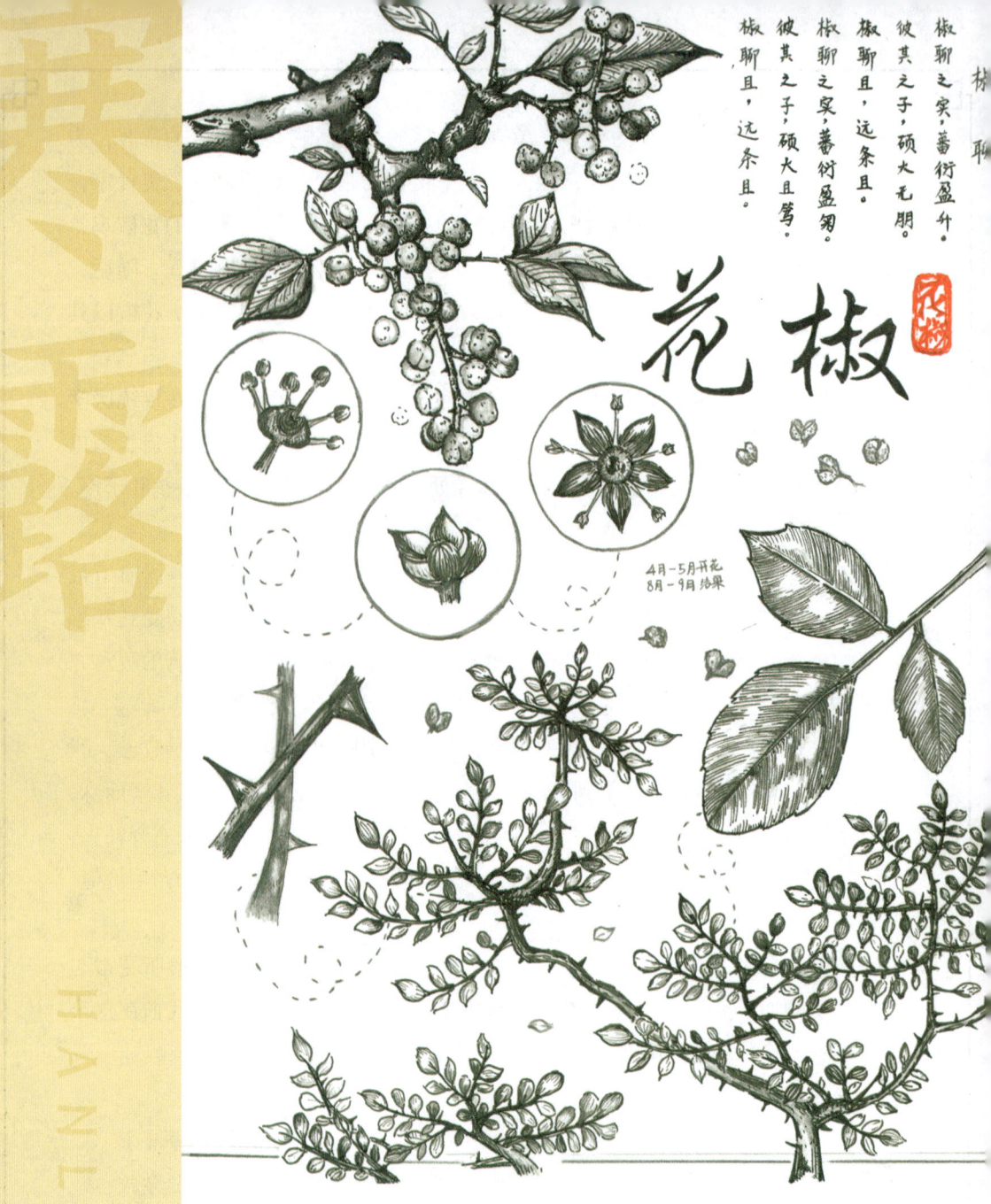

《花椒》

吴慕青
上海市复旦中学

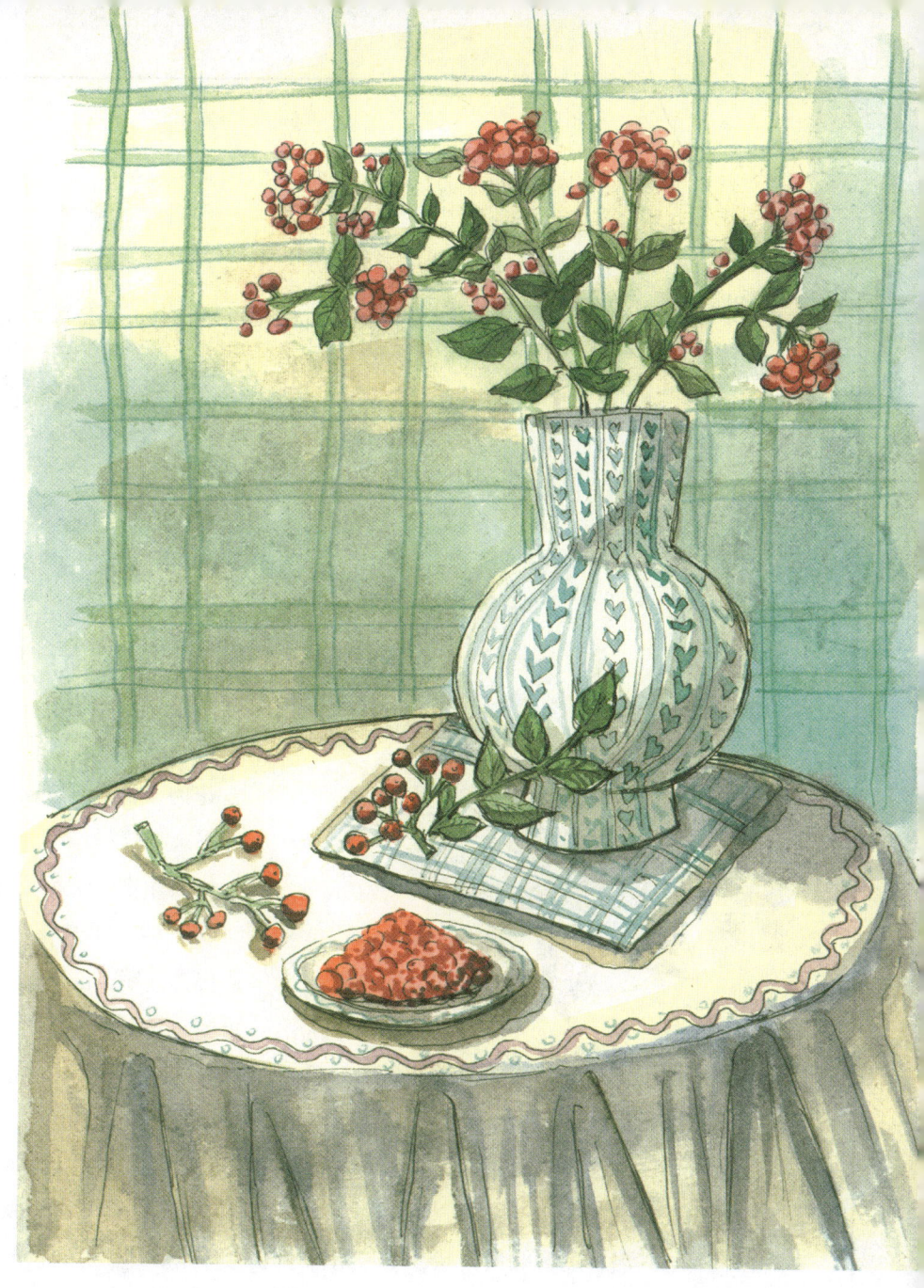

《花椒》

朱旻洁
上海市建青实验学校

秋

八角茴香

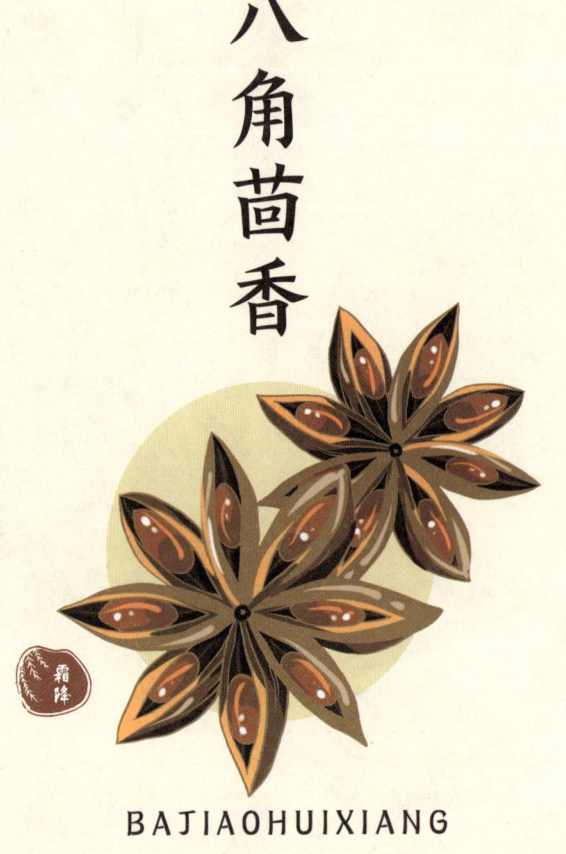

BAJIAOHUIXIANG

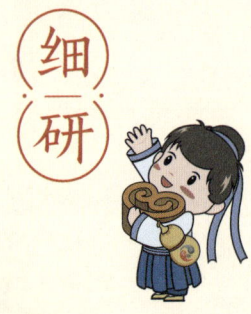

细研

十月下旬，霜降至，天气开始逐渐变凉。在这个节气，如果晚上能有一份酱香浓郁、冒着热气的五花肉，是多么让人感到幸福的事情。如果要烧五花肉，那就不得不提到八角茴香这味药材。

八角茴香俗称八角，在南北朝时期，通过丝绸之路从中亚传入了我国。那个时候，八角茴香的供应大多依靠进口，因而八角茴香又被称为舶茴香。从植物属性来看，八角茴香是木兰科八角属常绿乔木的果实，为了与小茴香区别，它又被称为大茴香。

八角茴香树的叶片四季常青，花朵在春初绽放，果实则在秋季成熟。八角茴香果实如其名，多为八角星状，每一角都十分的整齐平直，角的正面有凹陷，凹陷处又含着一枚籽。八角茴香籽和凹陷的内部表面平滑且有光泽，而八角茴香的背面则十分的粗糙且有皱缩纹。正如最早记载八角茴香的明朝医学著作《本草品汇精要》所记载的那样："其形大如钱，有八角如车辐而锐，赤黑色，每角中有子一枚，如皂荚子小匾而光明可爱，今药中多用之。"

八角茴香树喜欢生长在温暖潮湿的环境中，对水分和温度要求严格。它适合于亚热带山区的气候，那里云雾缭绕、雨量充沛，为八角茴香树提供了理想的生长条件。随着岁月的变迁，八角茴香在中国落地生根，并发展成世界主要产地之一，其中以广西、广东、云南出产为上佳之品。这些地区凭借得天独厚的自然条件，孕育了色泽鲜艳、香气扑鼻的优质八角茴香。其中，广西更是被誉为"中国八角之乡"，八角产量和品质均居全国前列。

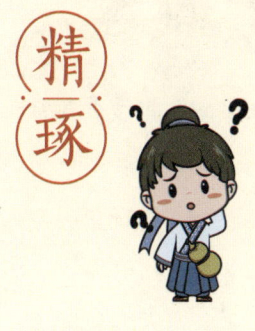

八角茴香入药部位为干燥成熟果实，每年霜降前后，就到了八角茴香的最佳采收时期。这个时候果实由青绿色逐渐转变为黄绿色或黄褐色，果实饱满、香气浓郁，是制作香料和药材的上佳之选。八角茴香味辛，性温，具有散寒止痛、理气和中的功效，它含有挥发油类（萜类化合物、芳香族化合物及有机酸类化合物）、黄酮类（3-芸香糖、3-葡萄糖、3-鼠李糖槲皮素、3-木糖槲皮素等）等，具有抑菌、抗病毒、镇痛、抗疲劳等作用。

在日常生活中，八角茴香更多的是以香辛佐料的身份出现在我们的餐桌上。在《本草纲目》中曾记载："煮臭肉，下少许，即无臭气，臭酱入末亦香，故曰回香。"可见在明朝，已有煮肉用八角去味的做法。

霜降是秋季的最后一个节气，是秋季到冬季的过渡。霜降节气特点是早晚天气较冷，昼夜温差大，既是秋冬气候的转折点，也是阳气由收到藏的过渡，养生关键应注意做好"外御寒、内清热"。秋令属金，此时宜平补脾胃，以养后天。

【黄芪八角鱼片】

【材　　料】：草鱼肉400g，黄芪15g，八角5g，生姜少许，盐等调料。

【做　　法】：黄芪、八角煎汁备用；草鱼片洗净后加黄芪八角汁少许略腌；草鱼片上浆，下油锅滑炒，加生姜去腥，加盐等调料，略翻炒即可食用。

访古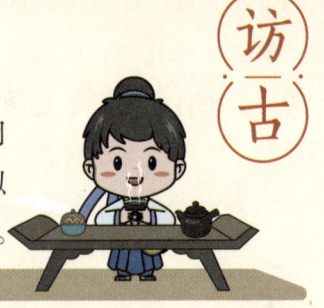

明末清初诗人,"岭南三大家"之一的屈大均在《闭瓮菜（惠阳太守席上分赋）》中描写了闭瓮菜（类似现在潮汕地区的冬菜）的做法,其中就提到了八角茴香。

北人重御冬,菜茹多旨蓄。芥美在霜根,下体甲诸蔌。秋脍用多馀,瀹汤杀其酷。芎料糁屡加,茴香与椒目。实之大小罌,卵盐相渗漉。封口水泥坚,芬馨瓮中复。一闭天地房,氤氲厉凉燠。出之佐齐豉,辛脆宜糜粥。膏腴餍饫时,爽口凭一菊。

探今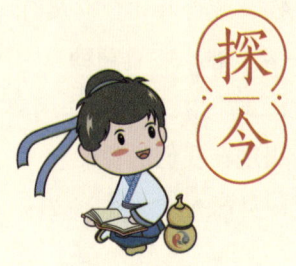

我与八角的情愫

温婉细腻的江南水乡,霜降之时,小镇及周边的田野被一层薄如蝉翼的银纱轻抚,微微的寒气中交织着一缕不易察觉的清新,宛如晨曦初露时的第一缕温柔。小镇的每一个角落,都沉浸在季节更迭的诗意之中,此刻我与一味古老而神奇的中医药食材——八角,结下了难解的情缘。

儿时,我宛若风中弱柳,每逢换季,病痛便如影随形。那是一个霜降之后、立冬前夕的黄昏,我蜷缩于床榻之上,胃脘部阵阵发痛好不难受。母亲焦急地牵着我的手,步入镇上那间古朴幽雅的小中医馆。馆内,药香缭绕,宛如仙境,仿佛能驱散世间所有的病痛与忧愁。一位老爷爷,慈眉善目,轻轻搭上我的脉搏,眼中闪烁着智慧与慈爱的光芒。

"孩子,你这是受了寒邪侵扰,需得温中散寒,方能康复。"他的话语轻柔而坚定,随即从斑驳的药柜中取出一包八角,缓缓道出:"此物名曰八角,既是治病救人的良药,亦是烹饪佳肴的佐料,能温中理气,散寒止痛,今天可用于你治疗与康复所需。"

母亲依言，以八角入膳，炖煮成一锅热气腾腾的羊肉汤。那晚，我轻啜着那碗羊肉汤，八角的香气在舌尖缓缓绽放，如同春日暖阳，不仅温暖了我的身躯，更深深烙印在我的心田。那一刻，我与八角结下了不解之缘，也对中医文化有了初步的感悟。

岁月悠悠，我逐渐成长，但那份对八角的记忆却愈发清晰，如同陈年佳酿，愈久弥香。每年霜降家中炉火燃起，炖煮菜肴之时，那熟悉的八角香气便悄然弥漫，勾起我儿时的温馨回忆。八角，它不仅仅是一种食材，更是情感的纽带，文化的传承，承载着我对过往岁月的深深眷恋。

然而，世事无常，犹如霜降之后的寒风，带走了许多温暖的记忆。疫情的肆虐与经济的波动，让小镇上的许多小店纷纷凋零，包括那间充满故事的小中医馆。它如同一盏熄灭的灯火，消失在寒冷的夜幕中，只剩下无尽的惆怅与怀念。

但生活总是充满惊喜，正如霜降正午的艳阳。在一个同样带着寒意的清晨，我在网络的海洋中邂逅了一个关于中医文化的国际交流平台。这里汇聚了来自五湖四海的中医爱好者、学者与从业者，他们共话中医的奥秘与智慧，让古老的中医文化焕发新的生机与活力。我惊讶地发现，中医这一中华瑰宝，正以崭新的姿态屹立于世界舞台之上。

更让我惊喜的是，我遇到了一位年轻的中医女子，她的名字旁赫然标注着老中医馆的旧址。她告诉我，虽然老馆已不复存在，但她却继承了老中医的遗志与热爱，通过网络平台将中医文化传播至世界的每一个角落。她的话语中充满了对中医的深情与执着："药食同源这个中医药文化理念在中国人的生活中有着举足轻重的地位。八角不仅是药材，而且古代就被广泛用于烹饪食物作佐料，今天我希望它能让更多人品尝八角的特殊味道，体悟我们中医文化的博大精深。"

听闻此言，我仿佛看到了中医文化在国际舞台上熠熠生辉的璀璨景象。八角这味古老的药材正以其独特的魅力温暖着世界上需要关怀的灵魂。

每当霜降来临，我就会炖煮一锅八角鸡汤，或者是用八角配上桂皮、香叶等大料煮茶叶蛋、花生等，让那熟悉而温馨的香气弥漫在整个空间。有时，我也会打开电脑登录那个国际交流平台，与世界各地的朋友共同探索中医的奥秘、分享中医的智慧。在这个信息爆炸的时代，中医文化非但没有被岁月所遗忘，反而以更加开放和包容的姿态迎接着世界的目光。八角这味小小的药材成为了我与中医文化之间的一座桥梁，让我在每一次品尝中都能感受到那份来自古老东方民族的深情大爱。

　　正如冰心先生所言:"爱在左,同情在右,走在生命路的两旁,随时撒种,随时开花,将这一径长途,点缀得香花弥漫。"我想这便是中医药文化受到亿万国人和国际友人欢迎的真谛所在。它如同八角一样,将其触角伸向世界各地温暖人心,让世界因大爱而变得更加美好与和谐。

程灿竹
上海市复旦中学

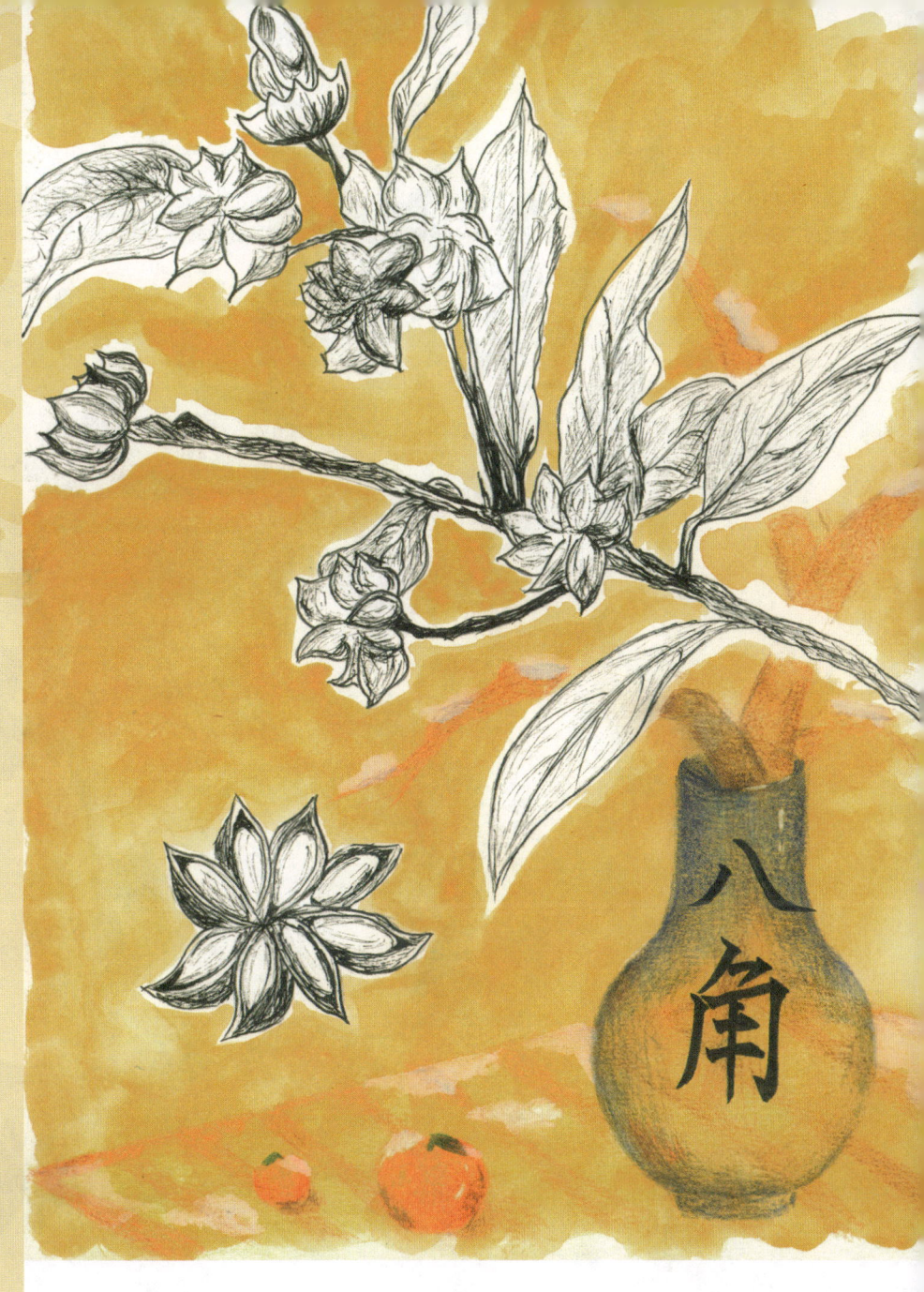

《八角茴香》

薛媛媛
华东政法大学附属中学

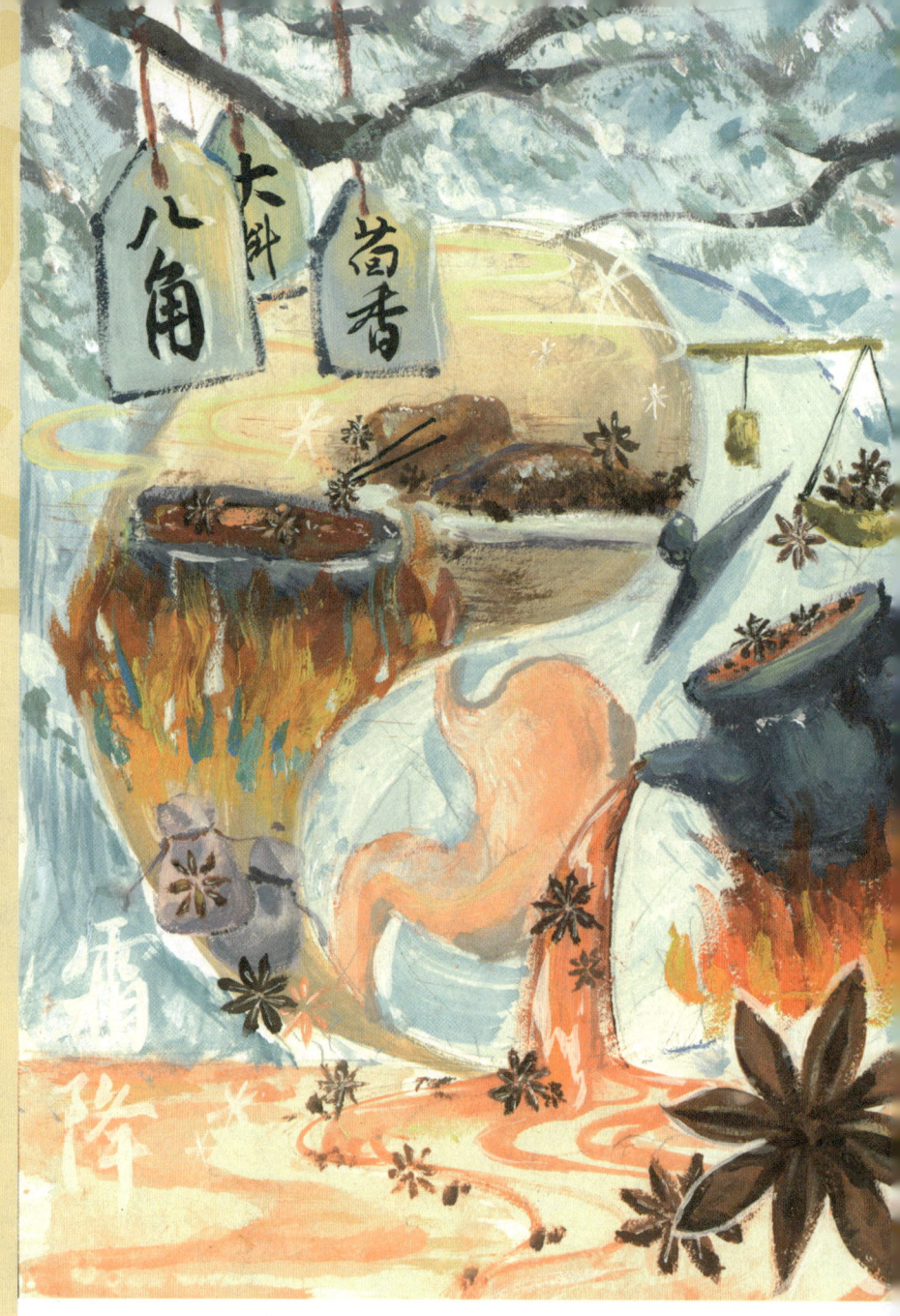

《八角茴香》

张可燃
上海市第三女子中学

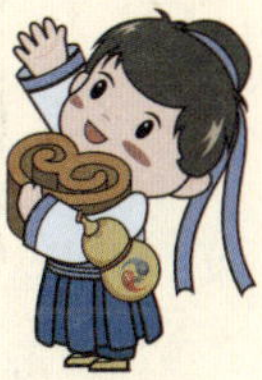

板蓝根

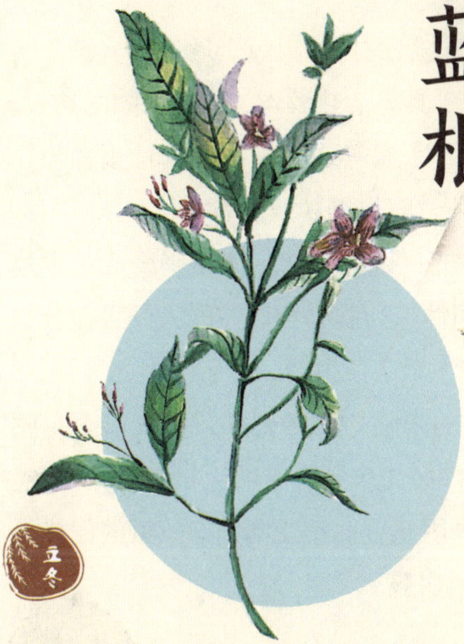

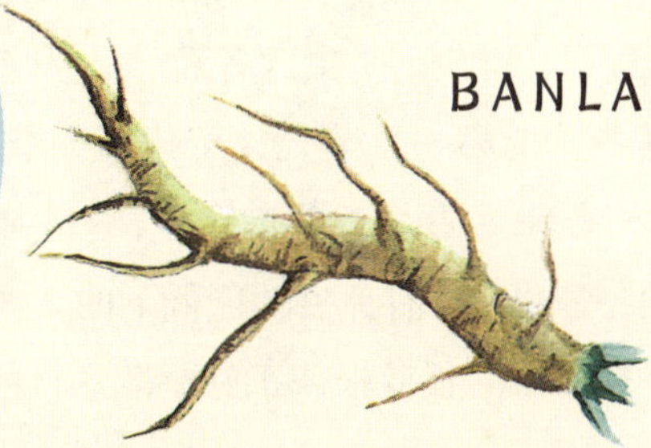

BANLANGEN

　　说到板蓝根，大家一定不陌生，以它为主要原料制作的板蓝根冲剂是很多家庭小药箱中的"常驻嘉宾"。翻阅典籍，它最早被记录出现于《神农本草经》，并被列为上品，代表着板蓝根"主养命以应天，无毒，久服不伤人"。

　　板蓝根常常被人误认为一种植物名，实则不然，板蓝根是植物菘蓝根茎的别称。它一般呈现为一种稍有扭曲的圆柱体，长度为10~20cm，直径为0.5~1cm。板蓝根与叶柄的连接处会伸长出一些绿色或是暗棕色的凸起，这使得连接处会显得较为膨大。板蓝根整体表面是淡灰黄色或淡棕黄色，表面皱皱巴巴不光滑。

　　菘蓝对气候、土壤的适应性很强，唯独害怕水涝。它相对喜爱阳光充足的气候条件，以及深厚且疏松肥沃的砂质土壤上。板蓝根主要生长于河北、陕西、江苏、安徽等温暖不易水涝的地区，尤以江苏、河北产量大、质量优。

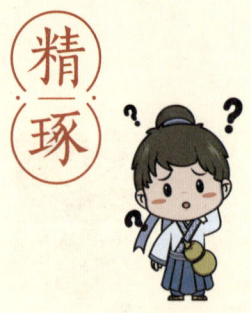

精琢

每年的10~11月，就到了板蓝根的采收季节。这个时节菘蓝的根系已经完全成熟，药用成分含量高。挖掘时，菘蓝根系看似粗壮，实则质地脆而易断，因此要特别小心，避免在挖掘过程中出现根系断裂的情况。

将挖掘、清洗后的板蓝根晾干后就可入药。板蓝根味苦，性寒，具有清热解毒、凉血利咽的功效。本品含靛蓝、靛玉红以及板蓝根乙素、丙素、丁素等，尚含有植物性蛋白质、树脂状物、芥子苷和多种氨基酸等，具有抑菌、解热等功效。

菘蓝除了根系可以入药外，叶子同时也是一味中药材。清朝张秉成《本草便读》中有记载："板蓝根即靛青根，其功用性味与靛叶相同，能入肝胃血分，不过清热、解毒、辟疫、杀虫四者而已。但叶主散，根主降，此又同中之异耳。"

立冬是冬季的第一个节气，意味着冬季的来临。立冬到来，阳气潜藏，阴气盛极，草木凋零，万物活动趋向休止，养精蓄锐，为来年春季的生机勃发作准备。然而寒冷的冬季里，总有免疫功能低下的人会因感冒而饱受咽痛、咳嗽的侵扰。这时候，一杯浓浓的板蓝根茶正好驱散冬日的阴霾。

【板蓝根菊花茶】

【材　　料】：板蓝根15g，菊花10g。

【做　　法】：将板蓝根洗净，与菊花放入砂锅内，煮沸，滤渣后即可饮用。

【凉拌菘蓝】

【材　　料】：菘蓝，盐、生抽、香油适量。

【做　　法】：将菘蓝洗净，切段。锅中加水，烧开后，将切好的板蓝根焯水至断生，捞出，过凉水，沥干，加入适量的盐、生抽、香油，搅拌均匀即可食用。

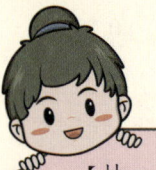

药名诗是一种诗歌题材，它巧妙地将中药名融入诗词之中，既展现了中药之谐趣，又保留了诗词之风雅。板蓝根这味中药以"青黛"这一别致的名称，悄然现身于多首药名诗之中，宛如一位隐匿在诗词世界里的"中药佳人"，散发着别样的韵味。

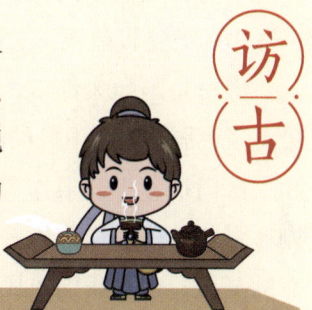

菟丝曾附女萝枝，分手车前又几时。羞折红花簪凤髻，懒将青黛扫蛾眉。丁香漫比愁肠结，豆口常含别泪垂。愿学云中双石燕，庭乌头白竟何迟。

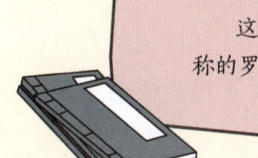

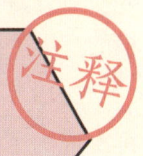

这首诗是明朝萧韶所做的药名闺情诗。全诗通过中药名称的罗列，讲述了少女对心爱之人分别之后的思念。

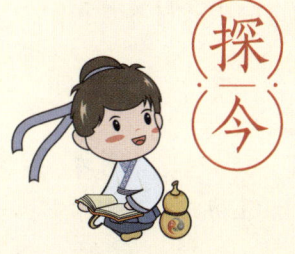

板蓝根

板蓝根是十字花科植物菘蓝的根，是一种常见的中药材，具有清热解毒、凉血利咽的功效，被广泛用于治疗感冒等上呼吸道感染。

板蓝根作为"国民神药"有着特别好养活、价格亲民的特点。在20世纪六七十年代板蓝根也正是因为特别好养活的特质而受到医生的青睐，特别是在我国甲肝大流行的时候，板蓝根作为一种重要的配药。最为关键的是，在2003年非典疫情暴发时期板蓝根为预防药方的重要配药。因为板蓝根的过往功绩，自此成为了人们眼中的"官方神药"。

板蓝根作为一味中药，它的作用较广，整整有33种有效成分，对付一些炎症、带状疱疹有很好的效果，在调节免疫力和抗肿瘤方面也有着比较好的功效。平时，觉得板蓝根离我们很远，但在新型冠状病毒肺炎暴发后，我们想到的第一味中药就是板蓝根。

上海是国际大都市，我国的超一线城市，曾经因为生食毛蚶大部分上海人染上了甲肝病毒，甲肝的阴影笼罩了上海，人们都在避免不必要的出门。当时，相关部门推荐板蓝根作为预防药物，导致板蓝根在上海被一抢而空。就像电视剧《繁花》里一样称板蓝根汤为"神仙水"。当时板蓝根的价格达到了前所未有的高度，也在我国人民的心中奠定了"中国神药"的基础。自此，家里也总会备一些板蓝根，以预防疾病的侵袭。

时间来到 2003 年，又是板蓝根挺身而出的一年——非典病毒席卷华北。板蓝根作为预防药物被证实为对非典有效的药物，并在群众之间有了极高的声誉。2009 年甲型 H1N1 流感，2013 年禽流感，甚至是西非埃博拉疫情中，都有板蓝根的身影。板蓝根也走出国门，走向了国际。

2019 年新型冠状病毒肺炎暴发，板蓝根被钟南山院士证明了体外灭活有效，再次成为了家中必备的药物。同时，网络上也出现了很多关于板蓝根的科普知识和文章。

板蓝根作为一味中药在历次大疫情中的功绩是无法忽视的。我国中医药文化博大精深，不仅有功效神奇的板蓝根，还有更多的神奇的中药材等着我们去探索，去发掘，以造福全球。

王昊天
上海市复旦中学

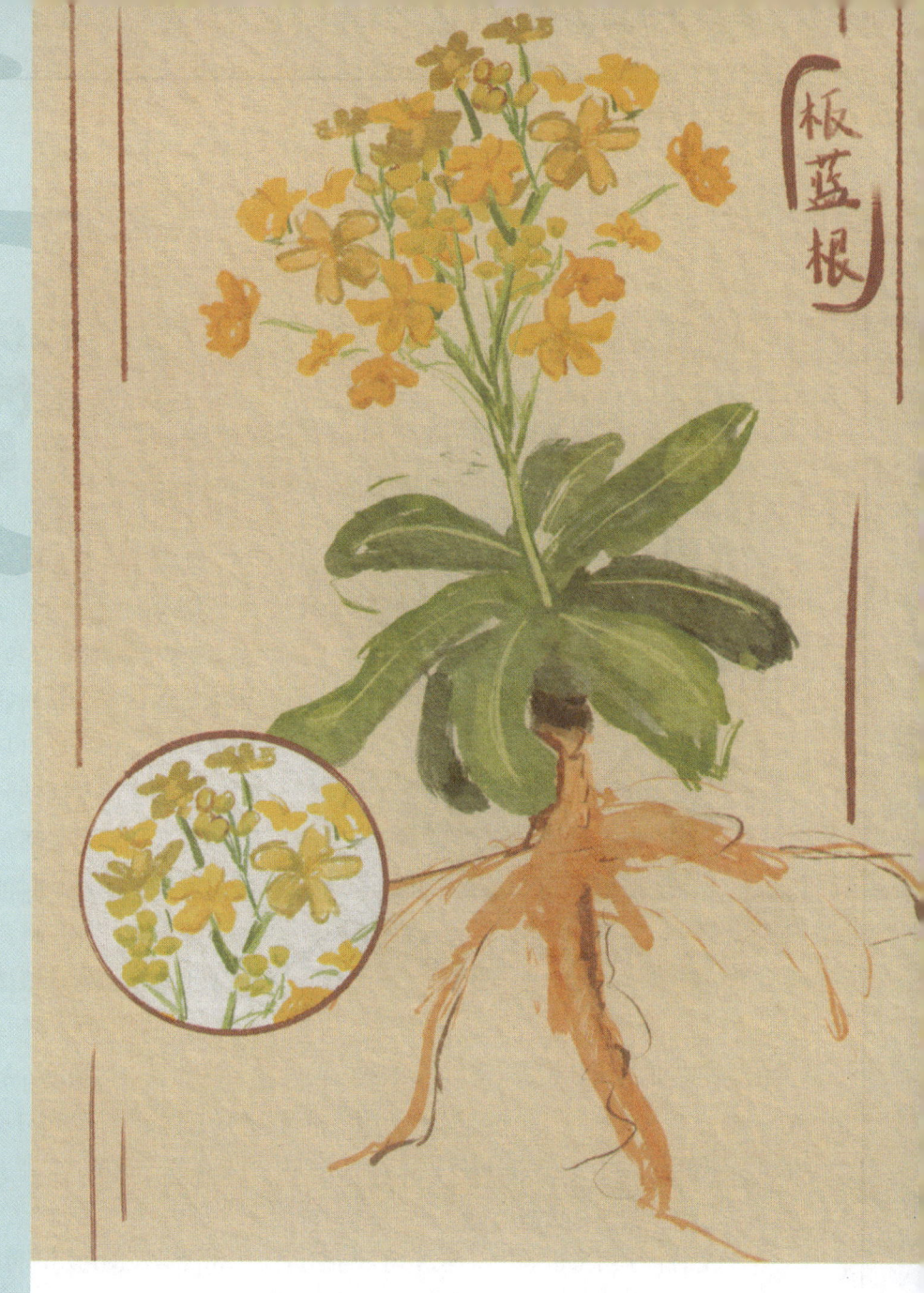

《板蓝根》

姜容悦
上海市建青实验学校

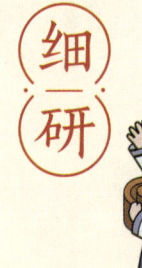

细研

黄芪

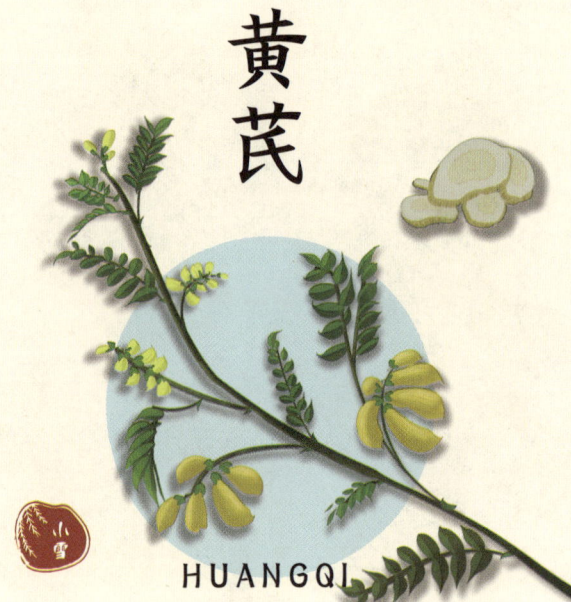

HUANGQI

进入十一月,已经非常寒冷,这时家庭式"冬令进补"在每个家庭的餐桌上拉开序幕。如果留心一下,我们就会发现黄芪在生活中处处可见,很多人在煮肉汤或是泡茶时都会加入黄芪这味药材。那黄芪还没有成为药材前是什么样的呢?

黄芪是一种豆科黄芪属的多年生草本植物,植株高的可达1m,而矮小的只有几十厘米。

黄芪的根茎非常粗壮,表面布满了皱纹,叶片则与之相反,像羽毛一般轻盈,在一根分支上成对的长出椭圆或是长圆、带有锯齿的叶片,在分支的顶端也会长出一片相同的叶子,有微风吹过,仿佛水鸟的翎毛在空中摇曳。每年6~8月,黄芪会开出一朵朵黄色的小花,之后会结出形状扁平的荚果。

黄芪的名字由来也颇为有趣,两个字各有各的原由。黄芪的药用部分为根部,它切开后呈黄白色,这是"黄"字的由来;而黄芪的"芪"字在古籍中写为"耆"字,意为年长,正如《本草纲目》中记载的那样"耆,长也,黄耆色黄,为补药之长,故名。"后来为了便于书写,将"耆"写成"芪",至此"黄芪"的名字就固定了下来。

黄芪有许多不同的品种,用于入药的黄芪主要产自内蒙古、山西、黑龙江、甘肃等地。

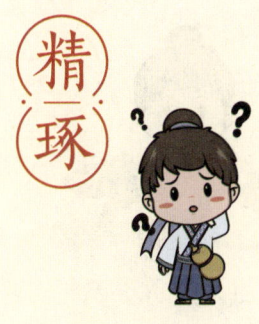

黄芪的长度一般为20~120cm，根部入药。黄芪的根部上端较粗，向下会逐渐变细，在底部还会有少量的支根和细根。刚刚入口时会觉得略略甘甜，但在咀嚼之后会有一些豆腥味。

作为家中常用的冬季补品，黄芪性微温，具有补气升阳、益卫固表、利水消肿等功效。明朝御医陈嘉谟所著的《本草蒙筌》中曾有记载："味甘，气微温。气薄味厚，可升可降，阴中阳也。"黄芪中主要含皂苷（如黄芪皂苷Ⅰ、Ⅱ等）、黄酮（如芒柄花黄素、毛蕊异黄酮等），尚含氨基酸、甜菜碱等，具有增强免疫力，保肝、改善肾功能以及改善血液流变性等作用。

小雪是第二十个节气，是寒潮和强冷空气活动频率较高的节气。此时，养生的关键在于"防"，让身体作好充分准备以适应后续的严寒。这个时候，服用一些黄芪不失为一个调养生息的好选择。

【黄芪桂圆羊肉汤】

【材　　料】：黄芪15g，桂圆肉10g，羊肉200g。

【做　　法】：羊肉切块，加水煮沸后去除泡沫及油。加入黄芪及桂圆肉同煮，小火炖至羊肉入味即成，加盐、料酒等调味，滚熟即可食用。

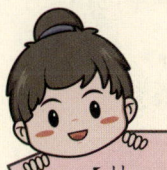

【黄芪红茶】

【材　　料】：黄芪20g、红茶3g。

【做　　法】：黄芪用清水煮约20min后，加入红茶，继续煮约5min即可饮用。

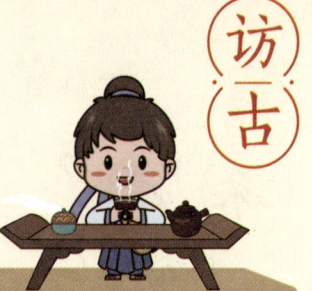

　　黄芪是药食同源中的一种中药，在古人的饮食中，常常可见黄芪的身影。白居易在诗作《斋居》中有过描述：

香火多相对，荤腥久不尝。黄耆数匙粥，赤箭一瓯汤。
厚俸将何用，闲居不可忘。明年官满后，拟买雪堆庄。

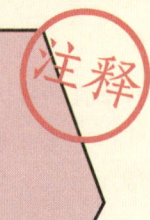

　　整首诗通过描述诗人斋居期间的生活状态和心境，展现了他对内心平静和生活意义的思考。诗中"黄耆数匙粥，赤箭一瓯汤"。描绘了诗人斋居期间的饮食。黄芪和天麻（赤箭）作为具有益气、养胃的中草药，加入诗人日常的饮食之中，体现了简朴和养生之道。

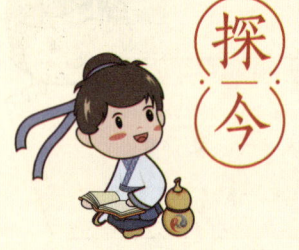

金井玉兰菊花心

　　每年11月22日或23日，太阳到达黄经240°，时为二十四节气中的第二十个节气——小雪。

　　古籍《群芳谱》有云："小雪气寒而将雪矣，地寒未甚而雪未大也"，精简地概括了小雪的节气特点，初读此句时，恍若有丝丝寒意傍身。

　　我便想起曾和父母去甘肃月牙泉小住。落脚于道观旁的民宿，窗外很雅致地栽了竹。竹子都长得很高，节子也长，竹叶细碎，姗姗可爱，真是所谓修竹。大概它们都是从墙角长起来的，为了够得着日光，就把自己拉长了。

　　早已忘了当时是哪年哪月，却记得绒绒的轻雪落下，压不弯一片叶。或许当时即是小雪前后也说不定。我坐在窗边，也想像文人雅客一样赏飞雪，不多时却觉得冷。起身至道观门外闲眺，正使劲跺脚暖着身子，手边几枝可爱的小花晃悠着旋进了我的余光。

乍看之下不引人注目，细看却越发觉得它们可爱。蝶蛹似的小巧的花苞都向同一个方向挺起腰，又以各自不同的弧度旋转了，这个"旋"字实在用得恰当，是很让人印象深刻的模样。薄薄的花瓣白中透着浅绿又或是嫩黄，有点像茉莉与迎春花色的调合。低下身子去看，阳光像穿过丝织品那样穿过它们，更添些轻盈，即使是熙熙攘攘地挂满在枝头，却也完全没有分量感。

我很惊讶。这过分轻巧以至于显出脆弱来的小花居然开在冬日么？它们可没有梅花那样骨感的枝桠。一问才知道，其实这小花的"本体"并不陌生，只不过大部分人所熟识的都是它的根部——这原是黄芪的花。

黄芪，这一味功效强大的中药材，同时也是风味十足的食材。仔细观察黄芪，会发现它的外皮为淡黄色，有纵皱纹，切面皮部呈白色，木部呈淡黄色，有放射状纹理和裂隙，这就是我们常说的"金井玉兰菊花心"。

作为中药，黄芪具有补气升阳、益气固表、利水消肿、托毒生肌的功效，是临床最常用的补气药。作为食材也非常百搭，几乎适配任何汤品，炖羊肉就非常赞。南方人尤喜羊肉白萝卜炖汤，冬天在锅里加几片黄芪，与羊肉、白萝卜一起炖，久炖出味后肉香带着黄芪的清甜与豆香，弥漫在屋内，一下子把屋外的寒冷隔绝开来，常吃得一家子脸上都是油光光的。早在古代就有黄芪入膳的惯例，最有名的大概是苏轼的"白发敲簪羞彩胜，黄芪煮粥荐春盘"，还有白居易的"黄芪数匙粥，赤箭一瓯汤"。

从这些诗句里能读出，其实黄芪带给文人墨客的不仅是强大的药用价值或者是多姿的风味，更多的是一种安全感。想起月牙泉的偶遇，我也由衷佩服它蓬勃的生命力。我国古代将小雪分为三候，一候虹藏不见，二候天气上升地气下降，三候闭塞而成冬。阳气上升阴气下降，而致天地不通、阴阳不交，万物失去生机。黄芪就在这时候开花，一枝枝地挤满了，用自己明亮的色彩给人带来活力。在那样的冬天里我有所体悟，虽然到底也没赏雪，姑且算是做了一日文人吧！

临去，看枝叶舒展，心下清明。

吴可菲
上海市建青实验学校

白术

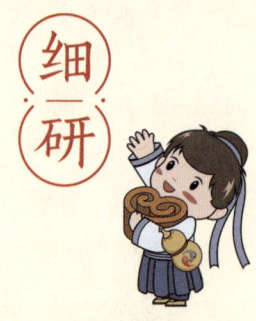

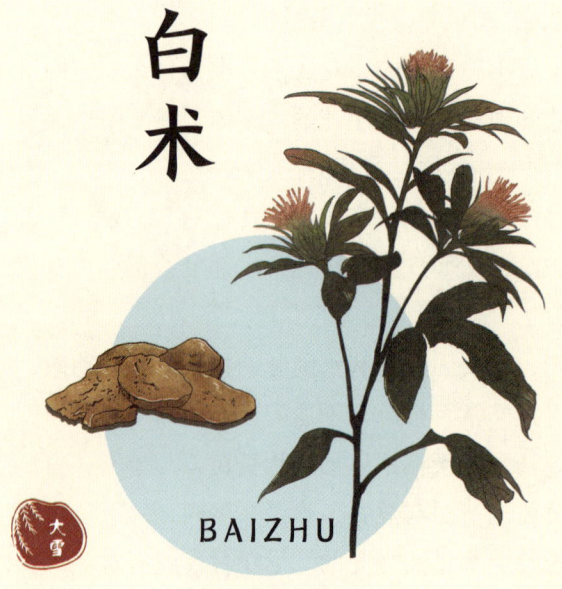

BAIZHU

白术是一种菊科多年生草本植物，名字中虽然有"白"，但与白色的关系并不大。白术是一种菊科多年生草本植物，每到秋天会开出一朵朵圆锥状的花序，从远处看，会觉着这是一朵紫色的花朵，但凑近观察则会发现在紫色的花朵上还长着很多白色或者黄色的斑点。白术高度一般为60~120cm，叶子大多为卵状披针形或是椭圆形，叶片的背面覆盖着一层薄薄的绒毛，与正面的颜色相比会较浅一些。

在中药学的典籍中，白术的称谓有一个演变的过程。在汉朝之前，白术并不是一个单独的中药，《神农本草经》中与苍术一起被统称为"术"；魏晋南北朝时期，医学家陶弘景按两者的形态、药材性状及使用方法，将"术"分为白、赤2种，但功用并未加以区分。到了宋朝，药物学家寇宗奭所著的《本草衍义》中，开始将白术、苍术分开。到了金元时期，中医易水学派创始人张元素对白术、苍术的功能主治分别加以论述。自此，白术成为了一种独立的药物。

白术的采摘工作一般在大雪节气之前完成。白术的入药部位是根茎，在茎叶开始泛黄枯萎的时候，就需要展开采收工作。白术的根茎不似黄芪、人参那般成圆柱形，由若干个不规则的瘤状分枝组成，全体成拳状团块。野生白术主要生长在皖南以及浙江，其中以浙江所产为佳，有"浙白术"之称。

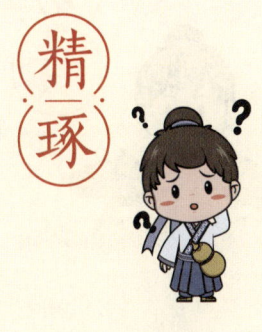

《神农本草经集注》中记载:"白术,叶大有毛而作桠,根甜而少膏,可作丸散用。"将白术的根茎挖掘出后,烘干或晒干,生用或炒用都可入药。它味苦、甘,性温,具有补气健脾、燥湿利水、固表止汗的功效。《本草汇言》曾提到:"白术,乃扶植脾胃,散湿除痹,消食除痞之要药。脾虚不健,术能补之;胃虚不纳,术能助之。"

现代药理学研究发现,白术中的主要成分有苍术醇、苍术酮、白术内酯等,还含有炔类、维生素A等。具有调节胃肠运动、利尿、增强免疫功能等作用。

大雪是冬季的第三个节气,标志着仲冬的开始。大雪时节,我国大部分地区气温可能已经降至冰点,万物潜藏,养生也要顺应自然规律,注重在"藏"。

【白术猪肚汤】

【材　料】:白术30g,猪肚半个。

【做　法】:猪肚洗净焯水后,与白术同放入锅内,加适量清水煮汤,文火煮2h后,调味饮食。

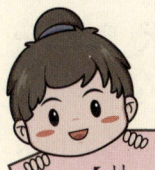

【白术茯苓粥】

【材　料】:白术10g,茯苓15g,生姜3g,粳米100g。

【做　法】:将白术、茯苓、生姜煎汁去渣,加入粳米同煮为粥即可食用。

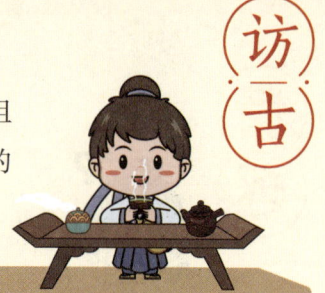

访古

白术在传统中医中有着重要的地位，宋诗开山祖师梅尧臣曾写下《采白术》一诗，来记录白术生长的环境以及采摘的过程。

吴山雾露清，群草多秀发。白术结灵根，持锄采秋月。
归来濯寒涧，香气流不歇。夜火煮石泉，朝烟遍岩窟。
千岁扶玉颜，终年固玄发。曾非首阳人，敢慕食薇蕨。

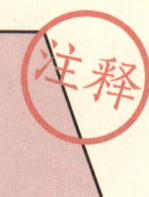

注释

第一句诗人交代了白术的生长地理环境以及产地；第二句的"灵根""秋月"则点出了白术的入药部位以及采摘地点；第三、第四句中描写了白术的炮制方法；最后两句则写出了白术的药用价值。

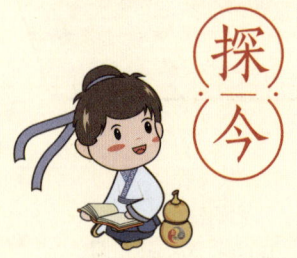

探今

大雪静心　白术助行

走下楼，来到小区的一处花坛边，这是我春天移种白术的地方，看着白术枝叶渐渐褪黄，该是收获的时候了。

选择一个晴好天气，用铁锹慢慢挖开四周的黄泥土，随着土壤的松动，我仿佛感受到了大地的脉动，渐渐地，白术下部两侧膨大的如小孩儿拳头般大小的根茎呈现在我的面前。

经过了大半年的生长，白术地面上的枝叶由小到大，由绿变黄，但其根却已十分饱满。

回到家中，将白术根放在清水中浸泡，清洗泥土，露出灰黄色的原貌，团根瘤皱；切片，肉白气香。将它放至室外晾晒。2周之后，当我触摸那些根茎，感受它们的干燥和坚硬。我知道这个过程已经接近尾声，便小心地将其收起。

不经意间，已是大雪节气。经过半年的阴长阳消，这是一年中阴气最盛时期，盛极而衰；此时是万物收藏、生机潜伏、匿藏精气的时节。此时，阳气已有所萌动，是阳气上升、阴气下降的转折点。再过几天，便是冬至，是自然界阴阳循环新的开始，"冬至一阳生"由此而来，在冬至后白昼的时间会越来越长，阳气会逐渐回升，在来年夏至达到最强。清朝朱彝尊《刘中丞生日诗》曰："雪晴荔挺出，雀语梅花生。"大雪前后"荔挺"（兰草的一种）也能感到阳气的萌动，开始在土壤中积累能量，准备抽出新芽。这是彰显大自然生命力量的靓影。

大雪时节宜"早卧晚起，必待日光"（出自《黄帝内经》）。早睡可养人体阳气，晚起可躲避严寒，保持身体的温暖。大雪时节宜"进补"，常言"大雪进补，开春打虎""大雪补得当，一年不受寒"。此时，气候寒冷，人体的生理功能处于低谷，趋于封藏沉静状态，阳气内藏，阴精固守，是机体能量的蓄积阶段。此时，也是人体对能量营养需求较高的阶段，人体为了保存一定的热量，就必须增加体内糖类（碳水化合物）、脂肪和蛋白质的分解，以便产生更多的热量满足机体的需要，以养精蓄锐。同时，大雪时节人体的消化吸收功能相对较强，适当进补能调节体内的物质代谢，使营养物质转化的能量最大限度地贮存于体内，有助于体内阳气的敛藏，为来年开春，乃至全年的健康贮藏充足的物质。

"药补不如食补"，食补是冬季进补的主要方法。白术是补气健脾代表药物，脾胃在五行属土，故有"后天培土圣药"之称。在这个时节，可将白术洗净，先煎白术去渣，后入白米、红枣熬煮成粥，品尝那淡淡的香甜。

"脾为后天之本，气血生化之源"。人体所有的生命活动都有赖于后天脾胃摄入的营养物质。白术健脾，有助于增强脾胃运化功能，及时消化摄入的食物，吸收其水谷精微，为机体化生精、气、血、津液提供足够原料，才能使脏腑、经络、四肢百骸，以及筋肉、皮、毛等组织得到充分的营养，故谓"脾为气血生化之源"。

大雪时节沉静封藏，白术为机体脾胃化生气血精微保驾护航。此时，天气寒冷，白术健脾，脾主升清，脾气上升，水谷精微等营养物质方能输布到全身发挥其营养功能，脏腑功能协调，其升降影响着各脏腑的阴阳升降。因此，更应重视调理脾胃之气，善用白术等健脾益气，脾胃健运，五脏六腑功能协调，元气化生源源不断，机体生气升发，日复一日，为来年作好充分准备。

在现实的忙碌生活中,我们的人生目标一个接一个,但是,也需要不时地放缓脚步,回望走过的路,倾听内心深处的声音,感悟生命的真谛,体会生活的精彩,思考自己的初心,在品味得失和甘苦中沉淀、升华……在这个过程中,我们不仅学会了如何面对生活的挑战,更重要的是,我们学会了坚守初心和坚持不懈,自我反思和自我认知,这是任何外在成功都无法比拟的内在成就。这就像大雪与白术,大雪时节大自然的静藏,白术的益脾可使心身调和,宁静致远,为下一次启航明确方向、积蓄能量,促使我们奋发前行。

高培源
华东师范大学附属天山学校

大雪

DAXUE

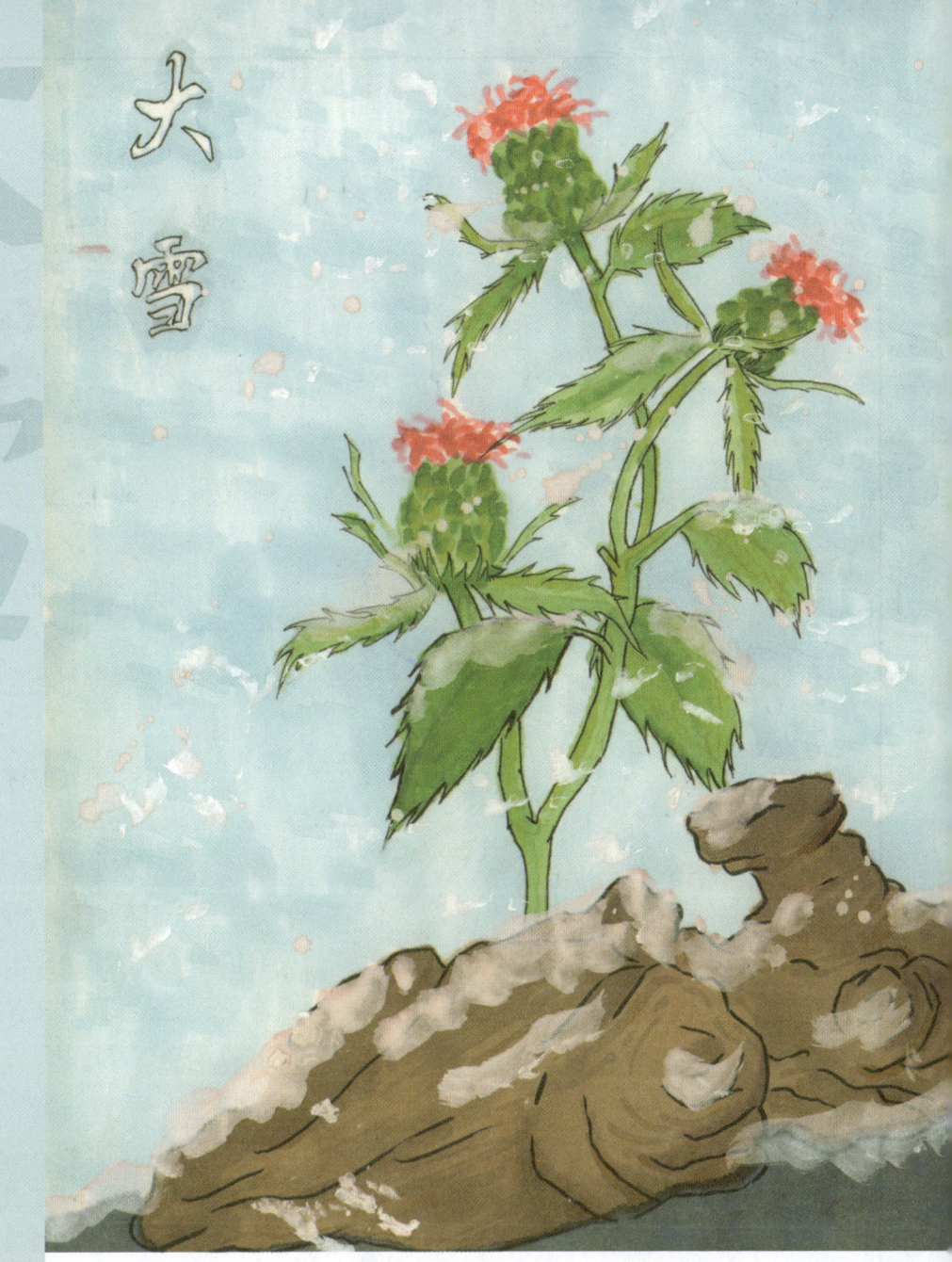

《白术》

周原霆
上海市延安中学

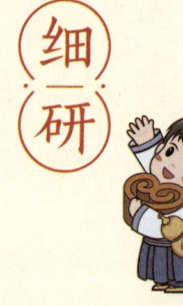

细研

人参

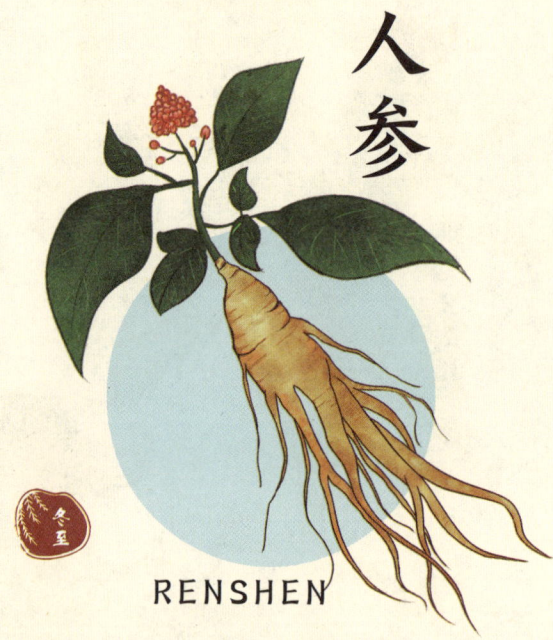

RENSHEN

李时珍曾有言"人薓年深，浸渐长成者，根如人形，有神，故谓之人薓、神草。"有着神草之称的人参，是大自然给我们的馈赠。

人参是一种五加科多年生草本植物，喜欢阴湿冷凉的气候，不喜欢高温强光，散射或是斜射光更有助于人参的成长。我国东北地区土壤排水良好、疏松、肥沃，同时又有深厚的腐殖质层，地理环境很适合人参的生长，是人参的主要产区，其中以吉林长白山的人参最负盛名。

人参作为一种广为人知的中药材，在日常生活中时常能听闻它的名字。然而，与之形成鲜明对比的是，人参开花时那娇美的模样，却鲜少有人目睹。生长了3年的人参会在春季或是初夏开花，一个花序中可能有近80朵淡黄和淡绿的小花组一个小花球。到了秋天，人参花枯萎后便结出七八枚红色的果子，远远看去，片绿中一点红。《本草纲目》中收录了宋朝苏颂对人参的描述："春生苗，多于深山背阴，近漆下湿润处。中心生一茎，俗名百尺杵。三月、四月有花，细小如粟，蕊如丝，紫白色。秋后结子，或七八枚，如大豆，生青熟红，自落。"

人参作为一种具有独特价值的中药材，其根系外貌呈现出显著的独特性，从结构上可明确划分为芦头、主根、支根以及须根四个部分。具体而言，芦头的形态与人类的头部有着相似之处，主根在整个根系结构中承担着类似躯干的功能，而支根与须根则如同四肢一样分布开来，共同塑造"根如人形"这一极具辨识度的特点，进而成为人参与其他参类区分的重要依据。人参的根系构造十分复杂，鉴于此，在进行采摘挖掘工作时，必须严格把控操作流程，以确保根系的完整性以及人参的品质不受影响。

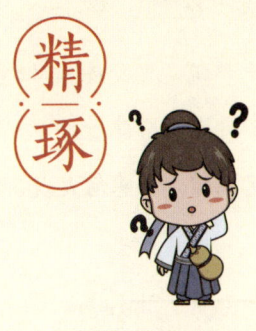

众所周知，人参的根须具有极高的药用价值。同为人参，不同的生长环境和炮制方法，又有区别。通常把野生生长的人参叫作山参，人工栽培的称为园参；园参经过不同加工方式得到不同成品名称，如晒干或烘干的叫生晒参，经蒸制后干燥的叫红参，以及山参经晒干称为生晒山参。人参味甘、微苦，性微温，具有大补元气、补脾益肺、生津止渴、安神益智的功效。人参主要含有人参皂苷、α-人参烯等挥发油、人参酸等有机酸、人参黄酮苷等黄酮以及木脂素类、甾醇、氨基酸、多糖等有效成分，具有调节中枢神经系统兴奋过程和抑制过程的平衡作用，以及提高免疫功能、抗氧化等作用。

人参叶干燥后也可入药，味苦、微甘，性寒，具有解暑、生津、清虚火的功效。

冬至是倒数第三个节气，是一年中阴极阳至的时节，"冬至一阳生"，正是温补阳气的好时机。

【人参鸡汤】

【材　　料】：人参1支、鸡1只、生姜3片，盐适量。

【做　　法】：鸡切块，洗净焯水；人参洗净切片。鸡肉、人参、生姜片同置于砂锅中，加水煮开后，慢火煲50min左右，起锅前加盐调味即可食用。

访古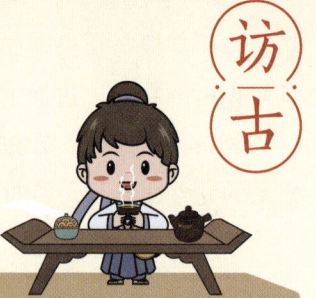

唐宋八大家之一的苏轼曾作诗《人参》描绘了人参的生长环境和药用价值。

上党天下脊,辽东真井底。玄泉倾海腴,白露洒天醴。灵苗此孕毓,肩股或具体。移根到罗浮,越水灌清沘。地殊风雨隔,臭味终袒祢。青桠缀紫萼,圆实堕红米。穷年生意足,黄土手自启。上药无炮炙,齕齧尽根柢。开心定魂魄,忧恚何足洗。糜身辅吾生,既食首重稽。

注释

诗人细致描绘了人参生长的特定地域与自然环境,以及它成长历程中的形态变化,以此彰显人参的稀有与独特魅力。诗人将人参比作神奇的"灵苗",想象着将其移栽至罗浮山的仙境之中,用清澈的泉水滋养,这一举动象征着诗人赋予了人参更加超凡脱俗的品质。尽管所处环境变换,历经风雨洗礼,人参依旧保持着那份独有的芬芳与药用珍值。诗人还阐述了人参在生长中遇到的重重挑战与磨难,但正是这些经历,最终孕育出的是满满的成就与喜悦,能够净化人们的心灵,带来精神上的升华。

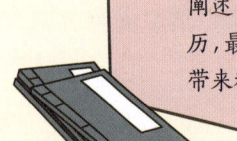

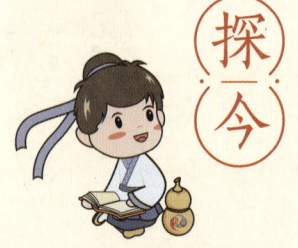

探今

承载着历史与文化的百草之王
——人参

在生机勃勃、壮丽多彩的自然界中,有一种被称为"百草之王"的植物,它代表着健康、吉祥,拥有着丰富多彩的文化内涵,它就是人参。

人参之所以被称为"百草之王",是因其独特的养生功效,人参可大补元气,生津养血，安神益智，增强免疫力，具有许多中药不可比拟的功效。因其功效的独特性和优越性，在《神农本草经》中尊为上品。

除了人参的药用价值，人参同样承载了深厚的历史底蕴。早在黄帝时期，人参就已经被古人们所认识和利用，被历代帝王视作是长寿的法宝。此外，在人参发源地长白山地区也流传着许多关于人参的传说。因此，人参丰富的历史文化使得它早已在中国人的心目中具有了极高的地位。

当我观察人参的形态时，发现它的表皮粗糙，带有纵横交错的纹路，蜿蜒曲折，恰似时间的变迁，是岁月流转赋予的痕迹。人参还长有许多细长的支根，而人参的主根是厚实的圆柱形，犹如一位长着飘逸的长胡须、纵横的皱纹的沧桑老人，仿佛要向我诉说他那曲折的人生经历。

在海拔300~800m的森林中，我们可能遇见这位老者，它将自己整个身躯埋藏在土中，只露出一株直挺挺的人参叶，上面还长着一簇鲜红的人参籽，既不张扬又生机勃勃。人参是大自然细心栽培的产物，深深的扎根于大地，吸收着大地中的养分，将自己塑造成一个具有独特造型且富有药用价值的神奇植物，展现谦虚与朝气蓬勃的形象。

如今，人参已从深山走出，被更多人所熟知。从森林中罕见的野山人参到现在的批量化人参种植，广泛用于中医药和保健领域，发挥其调理身体、大补元气的功效。在节日佳节之际，作为一种健康保健品，一种珍贵的礼物，传递着友情、亲情及关怀与祝福。

人参，给予人们的印象不止是它那富有生命力的代名词，还有那传承着中华民族古老的文化内涵以及丰富的历史意义。它象征着一根感情纽带，承载着人们对健康的追求以及对深厚友情和亲情的见证。

我们应常怀敬畏之心、感恩之心，珍视我们古老的中医药传统文化，感激大自然的馈赠，感受大自然的神奇与美好！

位泽昊
上海市仙霞高级中学

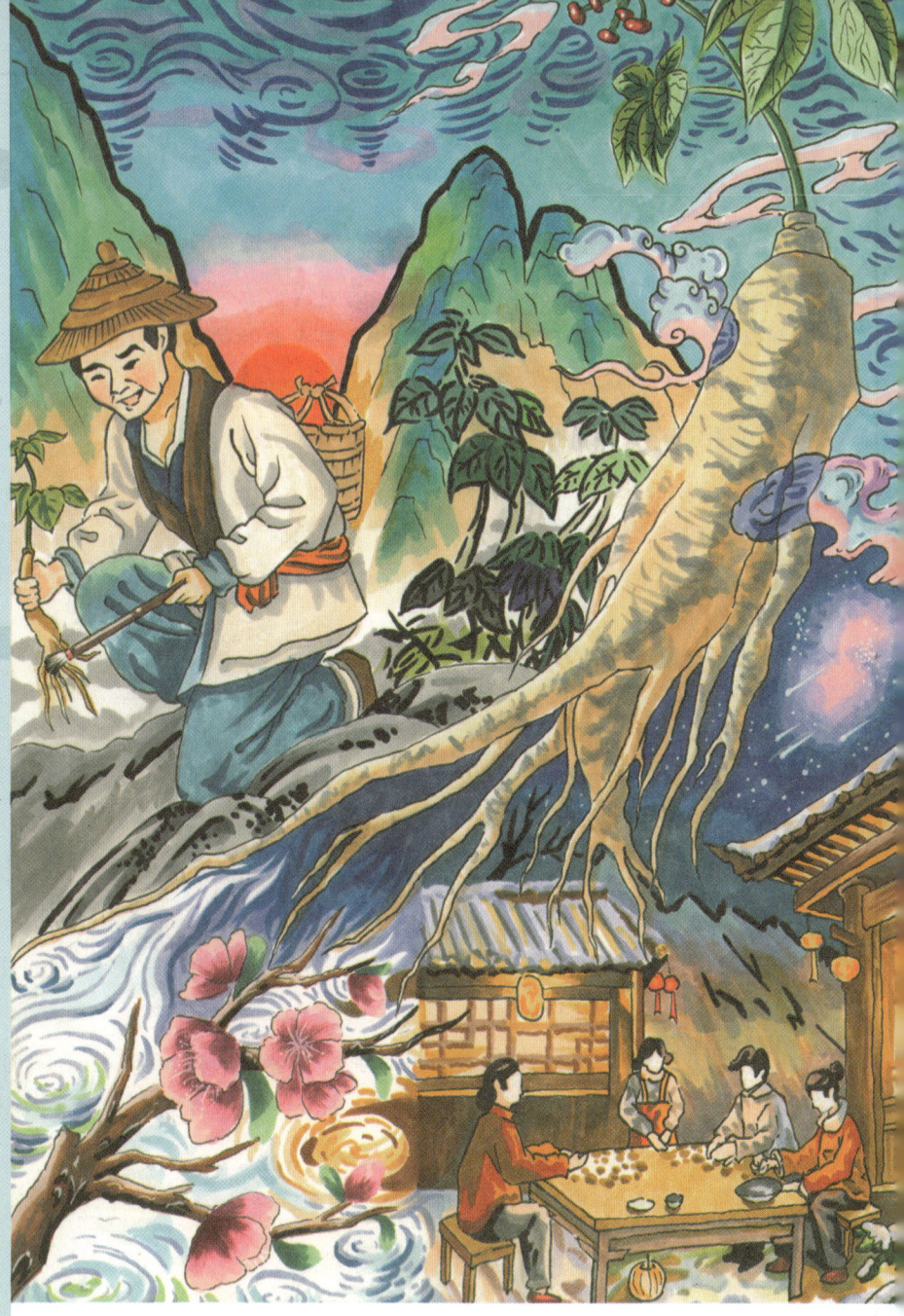

《人参》

朱新岑

上海市现代职业技术学校

黄精

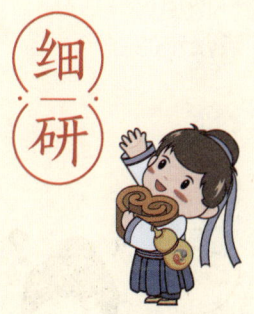

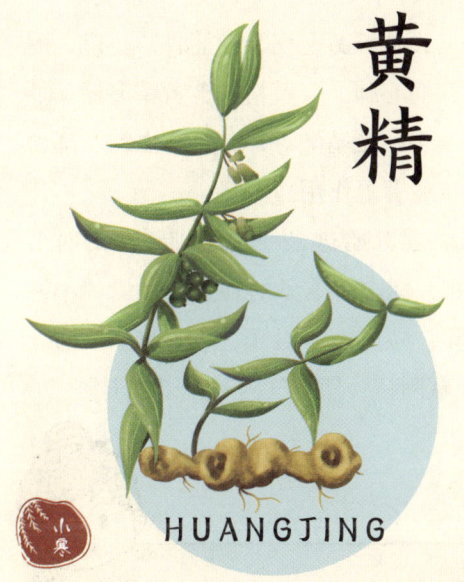

HUANGJING

说起冬令进补的药材,不少人会想到灵芝、人参等贵细药材。近年来,有着"土灵芝"之称的黄精慢慢进入了大众的视线。

黄精这味药材,与中国传统道教有着一定的关联。相传古代修行之人在闭关时,不食五谷菜蔬,只食用黄精与泉水,出关后虽体形消瘦,但面色极佳,毫无颓唐之色。在古代,道教与医学并非泾渭分明,而是相互交融,彼此渗透。许多道教修行之人在为人诊病之时会使用黄精来治病救人。因而黄精在民间又有"仙人余粮"之称。晋朝医家葛洪所著道家书籍《抱朴子》中曾对黄精的命名有这样的记载:"昔人以本品得坤土之气,获天地之精,故名。"

黄精的主要产区在我国的河北、内蒙古、陕西等地。从植物学的角度来看,黄精是一种百合科多年生草本植物,喜欢阴湿的环境,要求土壤疏松肥沃且需要土表水分充足。不喜阳光直射,需要一定的散射光线支撑生长,因此,树林的边缘区域是它理想的生长环境。

同为根茎入药,黄精的根茎与人参以及黄芪的根茎有所不同,它呈结节状或连珠状,这些根部的"结节"都是黄精的"年轮",黄精每生长一年就会形成一个结节,所以这些结节又被称为"年结节"。黄精根整体呈大头小尾的状态,表皮颜色一般为黄白色或黄棕色,因为其头大尾小的特征仿佛一个鸡头,所以黄精又被戏称为"鸡头黄精"。黄精的茎部细长直立或稍倾斜，支撑着披针形或椭圆形的叶片；花朵呈钟状或漏斗状，淡黄色或浅绿色，清雅而动人，散发着淡雅的香气。

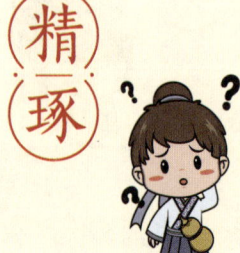

黄精入药部分主要为干燥根茎，黄精味甘，性平，具有滋肾润肺、补脾益气的功效。《证类本草》云："日华子云，补五劳七伤，助筋骨，止饥，耐寒暑，益脾胃，润心肺。"黄精中含黄精多糖、低聚糖、黏液质及多种氨基酸等，具有降血糖、降血脂、抗衰老、抗疲劳等作用。

小寒意味着要开始进入一年之中最冷的时节了，但此时还未寒冷到极致，因此称为小寒，标志着季冬的开始。民谚"小寒时处二三九，天寒地冻冷到抖"。寒为阴邪，易伤人体阳气，寒主收引凝滞。所以，小寒养生应顺应自然界收藏之势，收藏阴精，使精气内聚，以润五脏。

【 黄精山药粥 】

【材　　料】：黄精30g，山药100g，粳米50g。

【做　　法】：黄精、山药洗净、切碎，煎取汁后去渣，加入粳米、清水适量，武火煮开后转文火煮至粥稠即可食用。

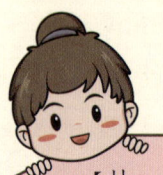

【 黄精瘦肉汤 】

【材　　料】：黄精50g，猪肉200g，盐、料酒、胡椒粉、葱、姜等适量。

【做　　法】：猪肉洗净、焯水、切块，黄精洗净、切碎，同置于锅内加水炖煮，起锅前加入调味料即可食用。

访古

宋朝诗人陆游在辞官后作诗《入秋游山赋诗略无阙日戏作五字七首识之以野》，描写了远离庙堂后，在入秋时节游山赋诗、与自然和谐共处的闲适生活。

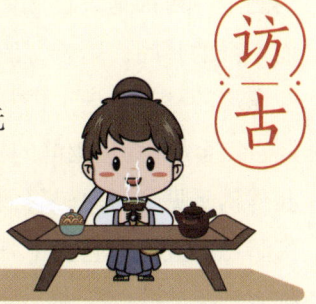

周南太史公，道家蓬莱山，尘凡不可料，亦复居其间。
屡奏乞骸骨，宽恩许投闲，羽衣碧玉简，尚缀偻官班。
黄精扫白发，面有孺子颜。简寂吾家旧，飘然时往还。

注释

其中，"黄精扫白发，面有孺子颜。"一句，写出了黄精补益肾精的功效，可见在宋朝黄精已然是一味养生佳品。

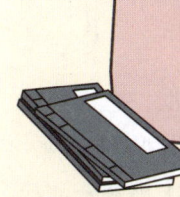
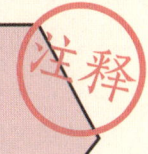

探今

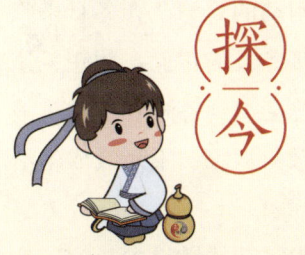

黄精
——山谷中的隐者，静听岁月沉淀

在蓝天白云的映衬下，山间幽静的角落，生长着一种被时光雕琢得无比坚韧的生灵——黄精。这位自然界的隐士智者，它谦卑地伫立，无声地吟唱着关于时光流转、坚忍不拔与无私奉献的悠远诗篇。或许在轻描淡写的一瞥中，它不过是众多山野草木中的一员。然而，在停足细品之后，它那沉着、厚重的姿态却让人心生敬意。黄精，非但一介草木，实则是岁月长河中的智者，默默修行，静静沉淀，深谙自然之奥秘，与世无争。

春日里，当万物复苏，百花争艳之时，黄精却选择了沉默。它不似桃花那般艳丽夺目，也不及樱花纷飞的浪漫，它静静地躲在杂草丛中，或是隐匿于树阴之下，仿佛是大自然留下的一份神秘礼物，等待着有心人的发现。步入这杂而不乱的林间，踏着湿润的泥土，循着微不可察的香气，终于在这片被阳光斑驳照耀的林间空地上，与它相遇。阳光透过密集的叶缝，洒下跳脱的光影，如同点点金辉，为这幽静的林间小径铺上了一条通往心灵深处的金色大道。那一刻，我仿佛听见了时间轻轻的脚步声，在每一株黄精的叶尖跳跃，讲述着关于等待与坚持的故事。它们不张扬，不炫目，却有一种沉静而温和的美，每一朵小花都像是经过精心雕琢，细腻而精致，透出一股清新脱俗的气息。

　　黄精，这古老而神秘的中药材自古便享有"仙人余粮"的美誉，它不仅滋养了世人的身体，更以其深邃的内涵，滋养着人们的心灵。黄精绿色的叶子中带着一丝深沉的蓝，我俯身轻抚那翠绿欲滴的叶片，指尖感受着岁月雕琢的细腻纹理，那是生命不屈不挠的印记，是时间赋予的宝贵礼物。而那不起眼的根，更是黄精的精华所在，藏于泥土之下，默默地汲取着大地的养分。在这片宁静之中，我仿佛能听见黄精的细语，它轻声告诉我："真正的价值，不在于瞬间的辉煌，而在于长久的坚持与默默的付出。"

　　秋风起时，黄精的叶片渐渐泛黄，但它并未因此而颓废。相反，它以一种更加成熟、更加深邃的姿态，迎接着秋天的到来。耳边吹过秋风与树叶的低语，广袤的大地上铺满了金色地毯。黄精之所以能在无人问津的角落中静静绽放，或许正是因为它深谙自然之道，懂得以柔克刚、以静制动的智慧。在冬日来临之前，它的根部已经悄悄蓄积了丰富的养分，准备迎接冬日的考验。我想，这何尝不是一种人生的智慧呢？在人生的旅途中，我们总会遇到各种各样的挑战和困难，但只要我们能够像黄精一样，保持内心的坚忍与从容，不断汲取生活的养分，就一定能够迎来属于自己的春天。

　　黄精的存在，如同一首悠扬的散文诗，让我在纷扰复杂的世界中找到了片刻的宁静与安宁。每当我感到迷茫或疲惫时，便会想起山中那株宁静的黄精。它没有华丽的外表，没有浓郁的香气，却以其朴实无华的生命力激励着我不断前行、不断探索生命的真谛。黄精，这自然界的精灵，用它那平凡而又不凡的生命历程静待着每一个季节的交替，静听着每一滴雨的落下，静观着每一缕风的吹过。它更像是一位智者、一位隐士，平静地走过四季变迁。

　　黄精啊，你不仅仅是山林的一部分，更是我心中的导师，诉说着平静与坚持，讲述着低调与内涵。每一次与你相遇，都是一次心灵的洗礼，每一次与你对话，都是对生命意义的探寻。愿你在岁月的沉淀中慢慢绽放出属于自己的光彩，保持信念，坚守初心，就一定能够迎来生命的春天去诉说生命的坚韧与美好、传递自然的智慧与力量。

高圣硕
上海市现代职业技术学校

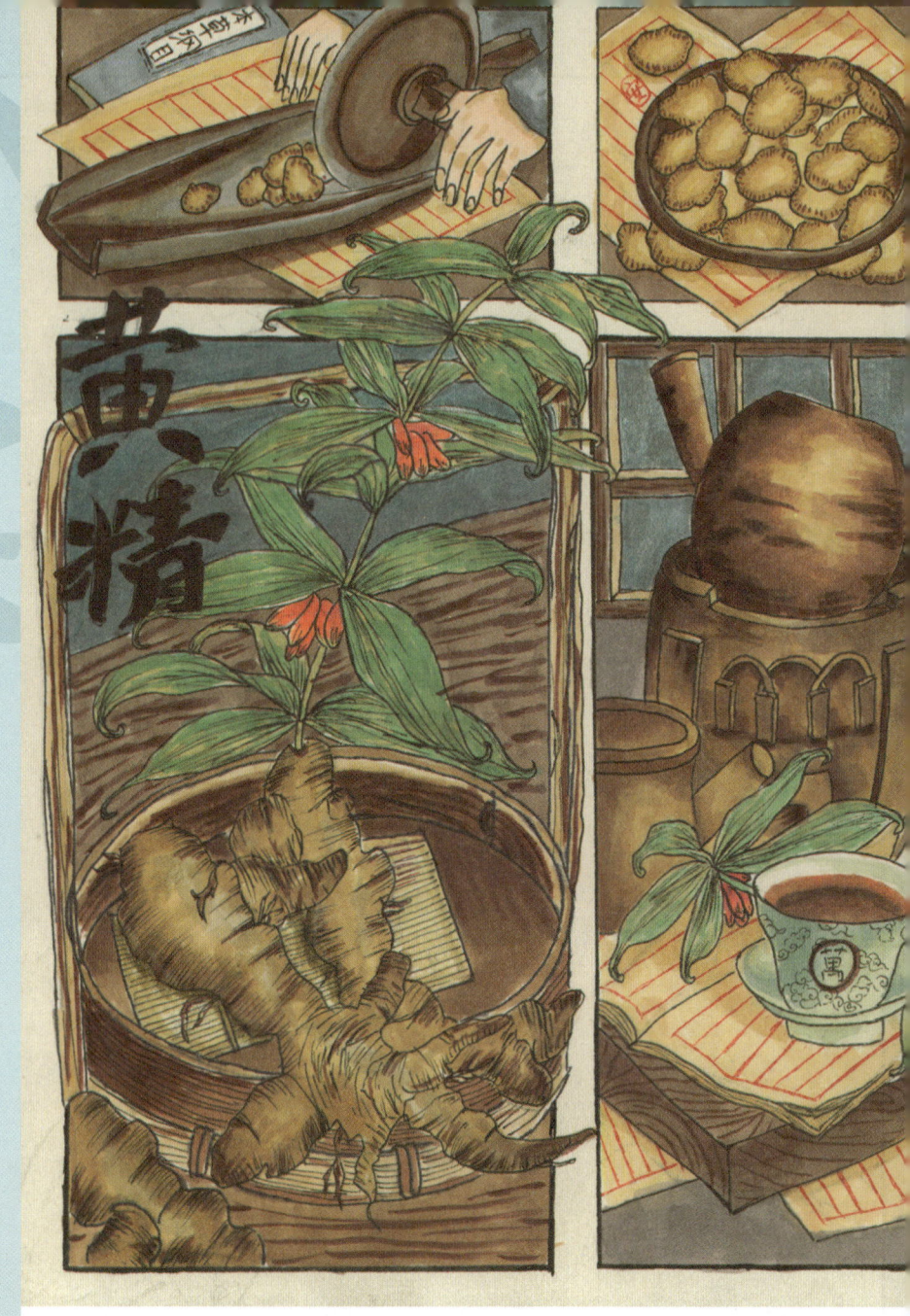

《黄精》

王壹菲
上海市现代职业技术学校

灵芝

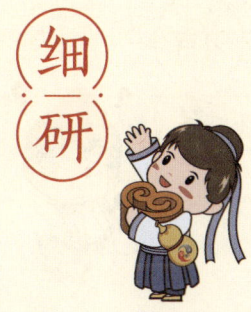

细研

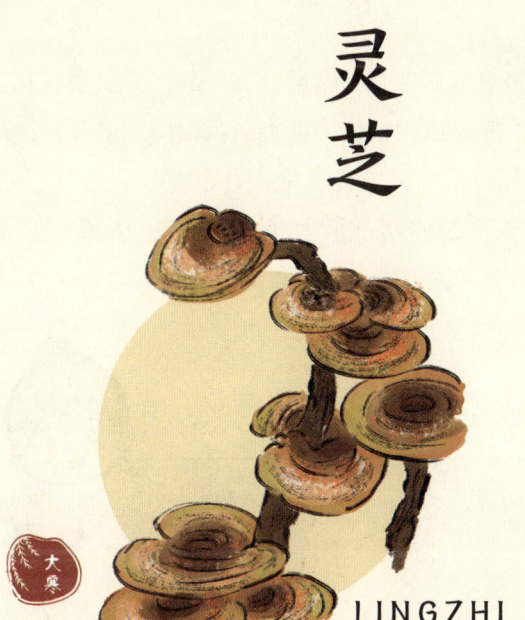

LINGZHI

在我国浩如烟海的神话中，时有中草药的踪迹可循。其中，灵芝这味草药尤为突出，屡屡登场，为那些神奇的传说增添了一抹别样的色彩。《山海经》中记载灵芝是炎帝之女瑶姬的化身；民间也有彭祖靠食用灵芝八百岁仍童颜不老的传闻，还有白娘子为救许仙到南极仙翁处盗取仙草灵芝的故事。

灵芝是一种多孔菌科灵芝属真菌，在古时有"六色灵芝"的说法，这并不是指单株灵芝上散发出6种色泽，而是指灵芝根据颜色区分，有6个不同的种类。在《名医别录》中有这样的记载："青芝生泰山，赤芝生霍山，黄芝生嵩山，白芝生华山，黑芝生常山，紫芝生高夏山谷。"随着时代的发展，为了保证中医用药的规范，六色灵芝之中只有赤芝和紫芝被收录进了《中国药典》。

灵芝的外貌非常独特，形状像一把雨伞，菌盖就像伞面，形状近圆或是肾形。菌盖表面会有一圈圈环形轮纹，这个花纹被称为"庆云"。因而在古代，除了药用价值，灵芝还有着"祥瑞""吉祥如意"的含义。在菌盖下，长着菌管，在气温条件合适的情况下，可以释放孢子。灵芝现在有人工栽培，可全年采收，产地在浙江、江西、湖南、福建、广东、广西等地。

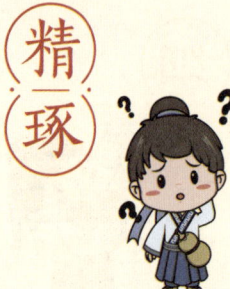

精琢

灵芝入药并不似很多文艺作品中展示的那样是整株入药的，灵芝具有药用价值的部位是它干燥的子实体，也就是灵芝的菌盖以及菌柄。灵芝味甘，性平，具有安神补虚、祛痰止咳的功效，中国历代医家把灵芝作为扶正培本的珍品。

灵芝中主要含有三萜类、有机酸、香豆素苷、生物碱、挥发油、多糖等糖类、蛋白质、多肽、甾类、核苷类、树脂等，具有镇静、镇痛、抗惊厥、提高免疫力等作用。

大寒，是一年中最后一个节气，"寒气之逆极，故谓大寒"。俗话说"小寒大寒，无风自寒"，此时流感高发，应注意防寒保暖，适当加强锻炼，提高人体免疫力。

【灵芝蒸鸡】

【材　料】：鸡1只，灵芝30g，适量姜、盐、葱、料酒、花椒粉。

【做　法】：鸡放入蒸锅内，加入灵芝、姜，大火蒸约2h至肉熟烂，放入调料后即可食用。

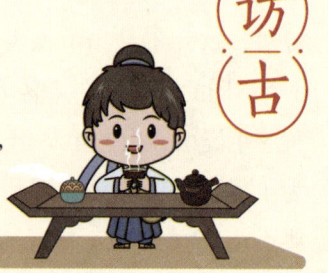

访古

唐朝山水田园派诗人孟浩然曾作诗《寄天台道士》，其中提到了灵芝在当时方外修炼之人眼中的作用。

海上求仙客，三山望几时。焚香宿华顶，裛露采灵芝。
屡蹑莓苔滑，将寻汗漫期。倘因松子去，长与世人辞。

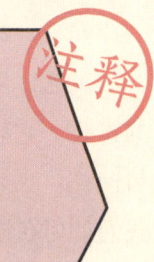

这首诗是诗人孟浩然写给其好友,在天台山修炼道士司马承祯的。颔联"焚香宿华顶,袭露采灵芝",描述了天台山道士在华顶峰焚香,早上天不亮冒着朝露去采摘灵芝,期望能早登仙道。后一句"屡蹑莓苔滑,将寻汗漫期"又体现了采摘灵芝的艰难。

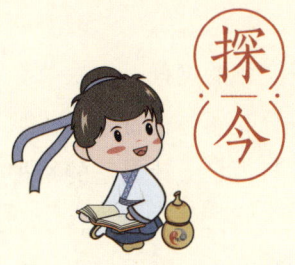

冬日里的生命赞歌

在冬之最深邃的怀抱,大寒悄然编织着时光的细语,它不仅标志着一年中寒风最凛冽时节的到来,更预示着万物在沉寂中孕育着春的希望。这是一场自然界的静谧仪式,也是我以青涩之笔,邀您共赏的一段关于青春、自然与不朽之美的诗篇。

大寒,这个名字,便是一幅未完的画,一首待续的诗,它超越了节气的框架,成为了冬日灵魂的温柔注脚。万物似乎沉睡于无尽的寒夜,但在这沉睡之下,涌动着的是对生命最热烈的渴望与期待。正如青春的我们,在成长的征途上,或许会遇到风雪的洗礼,但心中那份对梦想的执着,却如同大寒中破冰而出的暖阳,温柔而坚定地照亮前行的路。

在这冰封的世界里,灵芝,这位自然界的隐士,以其独有的姿态,静静地绽放着不朽的光芒。它不被世俗的喧嚣所扰,不向浮华低头,只以那份超脱尘世的清雅,默默守护着生命的奥秘。灵芝,不仅仅是一味药材,也是大自然最精致的工艺品,还是岁月沉淀下的智慧结晶,更是心灵深处的一片净土。

试想,于大寒之日,手执一盏温热的灵芝茶,坐于窗前,任由窗外的风雪轻敲窗棂,茶香与寒气交织成一首无声的交响乐。那袅袅升起的热气,仿佛是灵芝与冬日的对话,温暖而深邃,让人在寒冷中寻得一丝慰藉,在喧嚣外觅得一片安宁。此刻，时间仿佛凝固，心灵得以真正的释放与归宁。

灵芝，自古以来便被誉为"仙草"，它不仅是长生的象征，更是精神与灵魂的寄托。它教会我们，即便是在最严酷的环境中，也要坚持那份对美好的追求与向往。灵芝的故事，是一首无声的赞歌，颂扬着生命的坚韧与不屈，启迪着我们如何在逆境中寻找自己的光芒。

随着现代科学的探索，灵芝的神秘面纱被缓缓揭开，它的药用价值得到了广泛的认可与应用。但请记得，灵芝的魅力远不止于此。它更像是一位智者，用其独特的方式诉说着关于生命、关于自然的哲理。它让我明白，真正的价值不在于外在的炫耀与张扬，而在于内心的丰富与深邃。

作为青春的我们，更应肩负起传承与弘扬这份美好文化的责任。在快节奏的现代生活中，不妨放慢脚步，用心去感受灵芝的每一分美丽与神奇。在传承与弘扬中医药文化的过程中，找到那份属于自己的宁静与力量，让灵芝的精神成为我们青春记忆中一抹永不褪去的亮色。

在大寒的尾声中，让我们以一颗敬畏自然、热爱生命的心，继续探索这个充满奇迹的世界。愿我们都能像灵芝一样，无论环境如何恶劣，都能坚守内心的信念与梦想，生生不息地绽放属于自己的光彩。在未来的日子里，愿灵芝的故事成为你我心中永恒的灯塔，照亮我们前行的道路，引领我们走向辉煌的明天。

张玮瑄

上海市现代职业技术学校

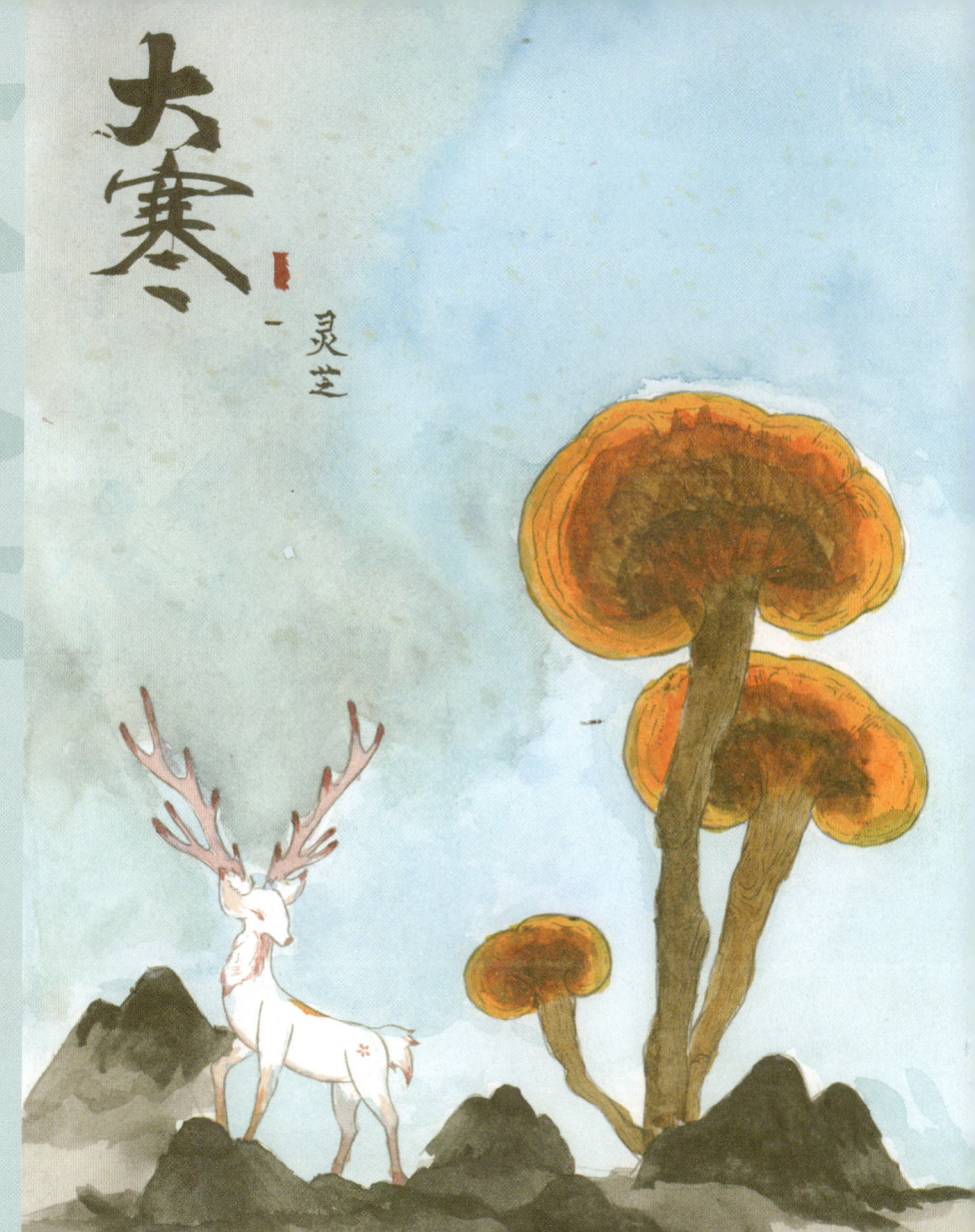

《灵芝》

方欣琦

上海市民办新虹桥中学